Hans Pfeiffer

DER SELBSTMORD DER ROSA LUXEMBURG

Hans Pfeiffer

DER SELBSTMORD DER ROSA LUXEMBURG

Historische Phantasien

Militzke

1. Auflage

Lektorat: Monika Werner
Satz und Gestaltung: Dietmar Senf
Druck und buchbinderische Verarbeitung:
Agentur Neumann & Nürnberger, Leipzig

ISBN 3-86189-092-5

INHALTSVERZEICHNIS

PORTRÄT EINES TODESKANDIDATEN

Daß ich die vergilbte Handschrift fand, verdankte ich dem Zufall. Daß ich ihren Code entschlüsselte, meiner fast detektivischen Hartnäckigkeit. Und daß mich ihre Gegenwärtigkeit zu faszinieren begann, meiner jüngsten Erfahrung: wie phantasielos nämlich die Historie ihre alten Tragikomödien, nur notdürftig umkostümiert, immer wieder auf die Bühne bringt.

Alles begann mit einem Besuch Allstedts, jener anhaltinischen Kleinstadt, die einstmals wie Luthers Wittenberg ein Geburtsort des Unmuts und der Protestation gewesen war, gepriesen von den einen, verlästert von den andern als Festung des ALLSTEDTER GEISTES, jenes müntzerischen Aufbegehrens gegen jegliche weltliche und kirchliche Autorität.

Beim Besuch des Allstedter Schlosses zeigte man mir Berge unerschlossener Akten. Ich bedauerte, daß die vom Staub der Jahrhunderte bedeckten Schriftstücke noch immer ihrer Durchsicht harrten, beruhigte mich aber bei näherer Betrachtung, denn sie schienen keine unerwarteten neuen Einsichten in die Vergangenheit zu vermitteln. Es waren Visitationsberichte über das Allstedter Amt, Rechnungsbelege, Vermerke über die Dienste der Fronpflichtigen, Baupläne und anderes mehr.

Dann aber stieß ich auf ein Papier, das sicherlich bisher unbeachtet geblieben oder schlichtweg übersehen worden war. Jemand hatte eine Art Notizzettel in ein Verzeichnis städtischer Abgaben an den Amtmann eingelegt. Das Blatt enthielt nur wenige Sätze. Der geheimnisvolle Text erregte meine Neugier, ich schrieb ihn ab, um seine Botschaft zu ergründen.

»Was ich sagen sollte, wollte ich nicht mehr.

Was ich sagen wollte, sollte ich nicht mehr.

Dem Schösser in Allstedt zur Aufbewahrung, wenn nötig, bis zum Jüngsten Tag. Simon Weber d. Ä. zu Heldrungen am 26. Mai A. D. 1525.«

Darunter hatte der Amtmann hinzugefügt: »Die zwei effigies über die Sichel in Holz und oleum habe ich in einer Höhlung der Schloßmauer verborgen. Am 14. Junio A. D. 1525. Hans Zeys.«

Ich verschwendete kein Nachdenken daran, wie dieses Blatt Papier in das Abgabenverzeichnis des kurfürstlichen Amtmanns Hans Zeys gelangt war. Daß Zeys es als Lesezeichen benutzt hatte, war kaum anzunehmen, denn es ragte nicht zwischen den Blättern hervor. Wahrscheinlich hielt er das Verzeichnis für ein unverdächtiges Versteck, zu dem er auch jederzeit bequemen Zugang hatte.

Ich begann also, über den rätselhaften Text selbst nachzudenken. Anfangs vermutete ich, ihr Sinn könnte sich nur dem dichterischen Ahnungsvermögen erschließen, das die wenigen Worte aus dem Dunkel der Andeutung ins Licht der Gewißheit hebt. Doch nur zu bald wurde mir klar, daß Intuition dazu nicht ausreichte, sondern ein sozusagen detektivischer historischer Spürsinn erforderlich war.

Etwas war in einer Mauerhöhlung versteckt worden, wenn es denn sein mußte, bis zum Jüngsten Tag. Zwei Bildern wurde die Strafe der Einmauerung zuteil – oder sollte man fragen, auf diese Weise in eine Art Schutzhaft genommen, um vor roher Gewalttat bewahrt zu werden? Wer aber wollte die Bilder zerstören? Und was war anstößig an den Abbildungen einer Sichel? So ungemein anstößig, daß sie vielleicht für immer in ihrem Gefängnis verbleiben sollten? Und welche verzweifelte Hoffnungslosigkeit sprach aus dieser Befürchtung, das Verdikt über die Bilder könnte die Jahrhunderte überdauern, da doch nach aller Erfahrung nichts, aber auch nichts und keine menschliche Einrichtung ewig währt?

Zuerst mußte ich mich mit den Figuren des Verwirrspiels beschäftigen, sowohl mit den bekannten als auch mit den noch unbekannten. Aus ihrer Vita, ihren Beziehungen zueinander ließe sich das ominöse Ereignis vielleicht enträtseln.

Hans Zeys, der den Wunsch des Malers Simon Weber d. Ä. vollstreckt hatte, war Amtmann in Allstedt. Allstedt gehörte zum Besitztum des Herzogs Johann, Bruder des Wittenberger Kurfürsten Friedrich. Johann residierte in Weimar, Zeys als einer seiner Amtleute, war in Allstedt bis Mitte Juni 1525 tätig. Dann wurde er – um einen uns heute geläufigen Ausdruck zu gebrauchen – abgewickelt, und zwar aus einleuchtenden politischen Gründen.

Zeys, von Müntzers weltverändernder Sendung überzeugt, hatte dem geheimen rebellischen Bund des Allstedter Predigers nahegestanden und ihn toleriert. Deshalb hatte ihn Herzog Johann bald nach Müntzers Hinrichtung seines Amtes enthoben. Die zwei effigies des Malers zu verbergen und diesen Freundschaftsdienst durch die verschlüsselte Nachricht zu vermerken, scheint eine seiner letzten Handlungen gewesen zu sein. Denn bereits am 19. Juni beklagte sein Nachfolger, der Amtmann Bernhard Wallde, Müntzers Geist regiere noch immer gewaltig in Allstedt, er werde hart dagegen vorgehen.

Es liegt also nahe, daß Hans Zeys die zwei Bilder irgendwann Anfang Juni erhielt, und zwar aus den Händen des Malers selbst. Dieser hätte eine solche Konterbande wohl kaum einem andern Überbringer anvertraut.

Der Wittenberger Maler Simon Weber d. Ä. (1472 bis 1532) beherrschte die Technik des Holzschnitts ebenso meisterhaft wie die Malerei in Öl. Er war durch Porträts zeitgenössischer Berühmtheiten wie durch Darstellungen aus der biblischen Geschichte bekannt geworden. Genannt seien »Moses empfängt die Gesetzestafeln« (1509), »Daniel in der Löwengrube« (1514), »Mariä Verkündigung« (1521). Seine Gemälde zeichnen sich durch Liebe zum Detail, Naturtreue, durch Einbettung des Bildgeschehens in eine üppige Landschaft und durch ausdrucksvolle Gestaltung des menschlichen Gesichts aus. Da Weber weltanschaulich sehr entgegengesetzte Persönlichkeiten im Holzschnitt porträtierte, so den Reformator Luther wie dessen Parteigänger, den Landgrafen Philipp von Hessen, aber auch Luthers bitterbösen Feind, den Erzpapisten Herzog Georg von Dresden, ist nicht anzunehmen, politreligiöse Grundsätze hätten seine Arbeit bestimmt. Weber nahm Aufträge an und erfüllte sie sine ira et studio nach den reinen Gesetzen des Abbildens. Deshalb hatte er auch niemals Anstoß erregt oder war unstatthafter Parteinahme gescholten worden.

Umso drängender stellte sich also die Frage: Wenn Simon Weber zwei seiner Bilder bis in die Ewigkeit einschließen zu müssen glaubte – welches skandalöse Thema hatte er darin dargestellt?

Eine Sichel! so hatten wir erstaunt erfahren, eine Sichel in Holz und in Öl. Offensichtlich hatte der Maler die Erwartungen seines Auftraggebers nicht erfüllt, sonst wären die Bilder nicht in seiner Hand verblieben. Waren sie künstlerisch mißlungen? Als ob Simon Weber, gerühmt wegen subtiler Darstellung von Mensch und Landschaft, beim Malen einer Sichel versagt hätte! Gestalterische Mängel können also nicht die Ursache gewesen sein, sie zurückzuweisen. Daß sie zurückgewiesen worden waren, geht aus der Äußerung des Malers hervor, daß er etwas nicht mehr sagen »sollte«. Das deutete auf die Aussage der Bilder hin, die ein so heftiges Ärgernis erregt haben mußte, daß der Maler die Bilder den Augen der Mitwelt für immer entzog.

Aber nicht nur die Bilder waren verborgen worden. Auch die Mitteilung darüber hatte das gleiche Schicksal: Sie war dunkel, teilweise verschlüsselt und danach in jenem Abgabenverzeichnis versteckt worden. War auch der Gegenstand der Bilder, die Sichel, nur eine allegorische Verhüllung?

Es ist ein Schnitter, der heißt Tod, kündet ein altes Lied. Eine vorwiegend von bäuerlichen Lebenserfahrungen bestimmte Gesellschaft wie die mittelalterliche stellte sich den Tod bildhaft als Sensenmann vor. Des Schnitters Sense sichelt alles, was da wächst, das Korn wie das Unkraut. Hatte Simon Weber dieses Motiv aufgenommen? Im Gleichnis vom sichelnden Tod drückte das Volk einst seine Genugtuung aus, daß der Tod alle Ungleichheit der Menschen an Rang und Besitz auslöscht. Ich erinnerte mich einer Dichtung aus dem Jahre 1400, worin der Tod sagt: »Wir wägen recht, wir richten recht und handeln recht in der Welt und schonen niemandes Adel, legen nicht Alter, Jugend oder sonst ein Ding auf die Waage. Wir tun wie die Sonne, die scheint über Gut und Böse: wir ziehen Gut und Böse in unsere Macht.«

Es ist ein Schnitter, der heißt Tod, hat Gewalt vom großen Gott. Der Tod als Gottes Scharfrichter über Gute und Böse, über Erhobene und Erniedrigte. Sollte das Motiv vom allmächtigen Gleichmacher Tod den Unmut eines vielleicht hochgestellten Auftraggebers erregt haben? Aber die zahlreichen Lieder, Gedichte, Bilder und Grabskulpturen, die immer wieder das Gleichnis vom Schnitter Tod ins Gedächtnis riefen, nahmen diesem Motiv allmählich seine Schärfe, bleichten es aus zu allgemeiner Wehmut über die Vergänglichkeit. Nein, dieses Motiv konnte für den Maler nicht mehr gefährlich geworden sein.

Zeys hatte die Bilder im Juni 1525 eingemauert. Der Juni war in Allstedt ein heißer, ein fiebriger, ein höllischer Monat, ein Monat der Rache und der Todesangst. Erinnern wir uns: Am 19. Juni hatte der neue Amtmann Wallde geäußert, er werde hart vorgehen gegen den in Allstedt noch immer gewaltig regierenden Geist Müntzers. Zu dieser Zeit verfaulte das Gefäß seines Geistes, Müntzers Kopf, schon drei Wochen auf einer Lanzenspitze vor den Toren Mühlhausens. Und auch in Allstedt bereitete die Gegenrevolution die Massenhinrichtung der Müntzeranhänger vor, die dann am 30. Juni öffentlich vollzogen wurde.

Wer ermißt den Blutrausch der Sieger? Den Blutzoll der Besiegten?

Müntzers Geist regiert noch gewaltig. Ich begann zu ahnen, das Schicksal der beiden Bilder, ihre Einhöhlung für die Ewigkeit, ließ sich nur aus der Massaker-Stimmung jener Junitage verstehen. Aus der Entschlossenheit der Konterrevolution, den müntzerischen, den Allstedter Geist in den Köpfen der Menschen zu ertöten – mit dem Richtbeil.

So lag die Vermutung nicht mehr fern, daß nun eine weitere Figur in die geheimnisvolle Geschichte der Bilder getreten war: Thomas Müntzer.

Der »Allstedter Geist«, der damals so viele Niedriggeborene und Niedriggehaltene erfaßt – die Erhobenen und Erhabenen sagen: verführt – hat, offenbart sich bis heute in leuchtender Klarheit in den Schriften und Briefen des Predigers.

Und bald kam ich der Lösung des Rätsels um einen Schritt näher. Am 25. November 1521 hatte Müntzer in Prag eine Protestation veröffentlicht, in der er seiner Epoche bildhaften Ausdruck gab: Die Ernte des Weizens, schrieb er, sei gekommen, doch zuvor müsse das Unkraut geschnitten werden. Gott selbst habe ihn für diesen Zweck gemietet, und dafür habe er seine Sichel geschärft. Seine Gedanken seien allein auf die Wahrheit gerichtet.

Die Sichel. Nun erhellte sich der dunkle Sinn: Müntzer als Schnitter Gottes, der mit der Schärfe der Vernunft – der Sichel – die vertilgen soll, die, wie Unkraut den Weizen, nämlich »die armen, trostlosen, verlassenen Menschen« bedrängen, überwuchern, auszehren.

So war es wohl rechtens anzunehmen, daß der Maler und der Amtmann in jenen gefährlichen Tagen, da man den Namen Müntzers nicht einmal mehr zu flüstern wagte, die Sichel als Allegorie für Müntzer gebrauchten. Es schien mir nun sicher zu sein, daß die beiden Bilder Müntzer darstellten. Noch aber blieb ungeklärt, warum Simon Weber Müntzer zweimal porträtiert hatte. Anders waren seine Worte nicht zu deuten: Was ich sagen sollte, wollte ich nicht mehr. Was ich sagen wollte, sollte ich nicht mehr.

Diese Umkehrung von Sollen und Wollen konnte sich nur auf die beiden Bilder beziehen und meinte möglicherweise den Auftrag und seine Verwirklichung. Vielleicht sollte Weber ein Bild anfertigen, das er schließlich selber nicht mehr wollte. Und wollte ein neues malen, das er nicht mehr sollte. Oder nicht mehr durfte? Der enge Zusammenhang der beiden Sätze schien auch darauf hinzuweisen, daß die zwei Bilder zeitlich sehr dicht aufeinanderfolgten. Und beide sagten anscheinend etwas Konträres über den Porträtierten aus. Das läßt sich aus dem dialektischen Umschlag des Sollens ins Nichtwollen und des Wollens ins Nichtsollen ableiten. Entgegengesetzte Botschaften zweier Bildnisse desselben Malers über den gleichen Gegenstand, die zudem noch innerhalb kürzester Zeit verkündet werden, offenbaren sicherlich, daß sich die Sicht des Malers sprunghaft, wenn nicht fast blitzartig verändert hatte. Ursache dafür konnte nur eine unerwartete seelische Erschütterung gewesen sein. Ihr auf die Spur zu kommen, halfen mir zwei Festpunkte in Raum und Zeit, die der Maler auf seiner verschlüsselten Nachricht hinterlassen hatte: Heldrungen, am 26. Mai.

An diesem Tag, als er beschloß, die Bilder dem Amtmann Hans Zeys in Allstedt zu überbringen, befand sich Simon Weber also in Heldrungen, einem Dorf in der mitteldeutschen mansfeldischen Landschaft. In Heldrungen lag die Wasserburg des Grafen Ernst von Mansfeld. Hierhin war Müntzer nach seiner Verhaftung am 15. Mai verbracht worden. Hier, ausgeliefert an seinen Erzfeind Graf Ernst, wurde er gefoltert, verhört und zum Widerruf seiner Lehre wie auch zur Rückkehr zum alten Glauben gedrängt, bevor er dann nach Mühlhausen geschleppt und dort am 27. Mai hingerichtet wurde.

Und nun also reiste in jenen Tagen ein Wittenberger Maler nach Heldrungen, vermutlich sogar in die Wasserburg, die sicherlich einem Hochsicherheitstrakt glich, in der sich, wenn auch gefesselt an Körper und Geist, ein politischer Gefangener von höchster Bedeutung, sozusagen der Staatsfeind Nummer eins befand, und der Maler wurde in die Burg eingelassen und durfte sich frei darin bewegen! Da Simon Weber den weltanschaulichen Bedrängungen seiner Zeit bisher ferngestanden hatte, da er keineswegs zu den Gegnern Müntzers gehörte, was ihn diesen Herren angenehm gemacht hätte, kann sein Aufenthalt in der Wasserburg sicherlich keine politischen Zwecke verfolgt haben. Simon Weber weilte nur aus einem einzigen Grund in Heldrungen: um zu malen. Genauer: um Müntzer zu porträtieren.

Keinesfalls hatte sich Simon Weber diese Aufgabe aus eigenem freien Entschluß gestellt. Es wäre höchst gefährlich für ihn geworden, Müntzer malen zu wollen und somit der Nachwelt das Bild eines Mannes zu überliefern, der lieber heute als morgen ewiger Vergessenheit anheimfallen sollte.

Aus freiem Antrieb hatte Simon Weber also den gefesselten Prometheus nicht porträtiert. Er war dazu beauftragt worden. Aber wer gab ihm den Auftrag? Bestimmt niemand, der ein lebensgetreues Bildnis Müntzers wünschte. Und niemals hätte der Graf von Mansfeld dem Maler erlaubt, den Gefangenen aufzusuchen und zu malen, hätte er nicht die Gewähr gehabt, daß das Bildnis des Besiegten auch der Vorstellung der Sieger entsprach.

Also mußte der Auftrag aus den Reihen der Sieger gekommen sein.

Die Sieger, das war ein recht buntgewürfelter Haufen. Erbitterte religiöse und politische Gegner hatten sich gegen den Allstedter Geist verbündet: streng katholische Adlige wie der Herzog Georg von Dresden und der Graf Ernst von Mansfeld mit lutherisch Gesonnenen wie dem Landgrafen Philipp von Hessen, und auch die Wittenberger wie Luther und Melanchthon fehlten nicht in der antimüntzerischen Fronde.•

Zeitgenössische Quellen überzeugten mich, nur Luther konnte Simon Weber beauftragt haben, ein Bildnis von Müntzer anzufertigen, und das aus zwei Gründen.

Erstens gab mir die fieberhafte Eilfertigkeit zu denken, mit der Luther sofort auf Müntzers Niederlage reagierte. Bereits sechs Tage nach seiner Gefangennahme und sechs Tage vor seiner Hinrichtung, am 21. Mai, erschien Luthers Flugschrift »Eine schreckliche Geschichte und ein Gericht Gottes über Thomas Müntzer«.

Flugschriften jener Zeit wurden oft mit einem Holzschnitt illustriert. Er konnte rasch hergestellt und unaufwendig mit der Flugschrift gedruckt werden.

Zweitens lag nahe, daß der Wittenberger Reformator den Wittenberger Maler Simon Weber beauftragte, einen Holzschnitt mit Müntzers Porträt herzustellen. Er war Luther bekannt und für den Eilauftrag sofort zur Hand.

Und so sah ich den Maler Simon Weber d. Ä. vor mir, wie er etwa am 16. Mai abends auf Luthers Einladung hin Herrn Doktor Martinus aufsucht und ohne viele Präliminarien von ihm erfährt, gestern sei das Bauernheer mit Müntzer vernichtend geschlagen und Müntzer gefangen nach Heldrungen gebracht worden. Simon Weber nimmt diese Mitteilung wahrscheinlich mit nur mäßigem Interesse auf, er ist nicht für Müntzer, er ist nicht gegen ihn. Er fragt sich nur, warum gerade er mit dieser für Luther viel bedeutungsvolleren Nachricht beehrt wird.

Luther hat Torgisch Bier bereitgestellt, ermuntert den Maler zu einem kräftigen Schluck und setzt nach Art redegewandter Leute zu einem seiner bemerkenswerten Monologe an. Widerstreitende Erregungen – Haß, Triumph, Spottlust – peitschen wie Sturmböen seinen Redefluß voran.

Gestern, so Luther, sei ein wahrer Tag des HERRN gewesen, GOTT habe Gericht gehalten über seinen ärgsten Widersacher, den Kapitäner Müntzer, den Aufwiegler, Anreizer, Rädelsführer, diesen beschissenen Propheten und lügenhaften Mördergeist.

Hatte ich nicht, ruft Luther, die Tyrannei Roms, dieser Hochburg des Satans, auf den Tod geschwächt? Allein mit meinem Wort? Unser Evangelium lief so fein, durch alle deutschen Lande. Aber der Teufel gab nicht auf, und als ich ihn in der Gestalt des Papstes besiegt hatte, fuhr er flugs in eine andere, nahm sich Müntzer zur Wohnung. Und suchte nun als Müntzer mein Werk zu zerstören. Schrie allerorten, Luther habe die Menschen nur geistig befreit. Ihnen nur die Freiheit des Glaubens gebracht, doch sie leiblich in den Ketten der Obrigkeit belassen! Er aber wolle den Menschen die Freiheit ungeteilt geben. Versteht Ihr, Simon, die Freiheit ganz!

Aber, Simon, das ist ganz und gar unmöglich! Der Mensch besitzt zwei Naturen, die geistige und die leibliche. Er gehört also zwei Reichen an, einem inneren Reich, das ist Geist, Seele, Gewissen, und einem äußeren, nämlich dem Leib, dem Staat, der Gesellschaft. Beide Reiche sind fein säuberlich getrennt, denn das leibliche ist von dieser, das geistige von jener Welt. Darum ist auch der Mensch ein zertrenntes Wesen. Was die Seele trifft, trifft nicht den Leib. Und was den Leib beschwert, beschwert nicht die Seele. Wo also bliebe da Freiheit ungeteilt? Freiheit gibt es nicht im Reich des Leibes, du siehst es, die

Herren und Obrigkeiten gehen mit deinem Leib um, als wäre er ihnen eigen, schaben und schinden dich. Wo wäre da Freiheit? Freiheit findest du nur in jenem inneren Reich, im tiefen Grund deiner Seele. Müntzer aber wollte die Freiheit ganz!

Und wie wollte er das, Simon? Alle Welt weiß das inzwischen: indem er die unwissenden armen Menschen aufhetzte, auch ihre leiblichen Fesseln abzuwerfen und der Obrigkeit alle Gewalt zu entreißen. Aber alle Obrigkeit ist von Gott, und Gott allein darf auch über sie richten. Wirft sich nun Müntzer zum Richter über die Herren auf, steht er auf gegen Gottes Regiment. So ist das! Vergiß über meiner Rede nicht dein Bier, Simon. Nun könntest du sagen, Doktor, laß doch den Müntzer sein gottloses Werk treiben, was kümmert es dich! Oh nein, es kümmmert mich schon, es bekümmert mich gewaltig! Denn die Pfaffen und die papistischen Obrigkeiten nennen Müntzer die faule Frucht meiner Lehre! Verschreien mich als Ziehvater des Teufels! Ist das nicht unerhört, fordert das nicht leidenschaftliche Rechtfertigung?

Also, Simon Weber, reicht es nicht aus, daß dem Müntzer sein wahnwitziger Kopf abgehauen wird. Wir müssen seinen schädlichen, seinen teuflischen Geist vernichten, der in diesem Kopf haust! Noch ist dieser Geist lebendig. Und nach Müntzers Tod wird er viele Menschen noch härter verstocken. So müssen auch diese Unbelehrbaren des Todes sein. Es ist ein Werk der Liebe, das wir an ihnen vollziehen, wir retten sie vor dem Teufel. Denn die Untertanen, die sich gegen das Unrecht ihrer Obrigkeit wehren, laden größere Sünde auf sich als die Herren, die ihnen Unrecht tun. Aber für die, die noch belehrbar sind und bußfertig, für die brauchen wir einen Feldzug der Umerziehung. Den werden wir aber nur gewinnen, wenn wir ihnen einhämmern, Tag und Nacht und überall: Der Kampf gegen den Allstedter Geist ist kein Streit zwischen Luther und Müntzer, es ist der christliche Krieg gegen den Teufel!

Luther sammelt sich, hörbar Atem holend, und blickt Simon Weber herausfordernd an, als hätte der Maler seinen Monolog unwillig aufgenommen oder seine Argumente gar bezweifelt. Aber Simon Weber ist weit entfernt von irgendwelchen Bedenken. Luther ist Luther, der Mann, der mutig gegen eine Weltmacht in die Schranken trat, dem Bürger, Gelehrte und sogar Fürsten huldigen.

Er versteht Luthers Grimm gegen diesen Müntzer, der sich angemaßt hat, die Reformation leiblich und ganz und gar unfriedlich zu vollenden.

Ein Krieg gegen den Teufel. Simon Weber hat es begriffen.

»Erst die Verteufelung Eures Feindes«, erwidert er zustimmend, »macht Euern Sieg vollkommen.«

»Nein!« stöhnt Luther gequält auf, »nein, nein, nein! Verteufeln – das wäre sündhaftes Menschenwerk, Jesuitenlist, staatsmännische Taktik! Das bedeutete, einen zum Teufel zu machen, der gar kein Teufel ist! Aber Müntzer *ist* der Teufel, versteht Ihr, er *ist* es!«

Luther tritt neben Simon und legt ihm die Hand auf die Schulter. »Und Euch habe ich auserwählt als Bundesgenossen im Kampf mit dem Teufel.«

Der Maler verbirgt sein Erschrecken. Er ist ein gemäßigter Mensch, Krieg ist seine Sache nicht, auch nicht gegen den Teufel. Er sei kein Mann des Wortes, wendet er behutsam ein, nicht des Hammers im Disput oder des geschliffenen Dolches. Er bilde Welt ab, wie sie sich unsern Sinnen darstelle. Deshalb möge der Herr Doktor gnädig darauf verzichten, ihn für seine Zwecke zu benutzen.

Luther lächelt mild. »Ihr sollt auf euerm ureigenen Feld kämpfen, mit euern eigenen Waffen.«

Und Luther offenbart Simon Weber sein Vorhaben. Obwohl er in Kürze in den Stand der Ehe treten werde, werde er alle privaten Interessen beiseite stellen und eine Flugschrift gegen Müntzer schreiben. Das Titelblatt dieser Schrift solle, aller Welt zum Schrecken, Müntzer als Teufel vorführen. Und dieses Teufelsbildnis werde Simon Weber anfertigen!

Simon Weber, daran ist nicht zu zweifeln, muß sich von diesem Auftrag hoch geehrt fühlen. Sein Werk auf einer Schrift Luthers! Und trotzdem drängt sich ihm noch ein Bedenken auf: Er habe den Müntzer nie gesehen und sorge sich, das Porträt könnte ihm dann kaum ähnlich sein.

Was Ähnlichkeit! ruft Luther. Wer den Müntzer nicht kennt, hat keinen Grund, die Ähnlichkeit zu bezweifeln. Und wer ihn kennt, wird heutzutage schön stille sein.

Beruhigt erklärt Simon Weber, er nehme den ehrenvollen Auftrag freudig an und wolle noch heute nacht mit der Arbeit beginnen.

Luther, der jetzt bei Simon Weber den Hauch der Begeisterung spürt, entläßt den Maler leutselig, mit der Mahnung, den Holzschnitt möglichst bald fertigzustellen.

Kaum in seine Werkstatt zurückgekehrt, beginnt der Maler mit seiner Arbeit. Der Gedanke, daß Luther zur gleichen Zeit am Schreibpult gegen den Teufel tätig ist und glühende Verdammnis aufs Pergament brennt, beflügelt ihn. Das von ihm geschaffene Bildnis auf Luthers Schrift wird über Länder und Städte fliegen, wird sich niederlassen in die Hände wahrheitssuchender Leser, wird durch ihre Augen in ihre Hirne eindringen, ihre Gefühle und Gedanken formen.

Er sucht eine Holzplatte entsprechender Größe aus, auf die er zuerst die Zeichnung auftragen wird. Er weiß, er ist in Eile, Luther wartet ungeduldig. Er darf sich keine feine Strichführung erlauben. Grobe Linien nur, Andeutungen genügen, schwarz-weiß, wie es dem Zweck entspricht.

Müntzers, des Teufels Kopf also. Der Umriß ist rasch entworfen. Nun die Augen. Welchen Blick gebe ich dem Teufel? Einen finsteren? Einen feurigen? Einen finsteren nicht, wie hätte er damit so viele Anhänger gewonnen? Wahrscheinlich war sein Blick ebenso zwingend und überwältigend wie Luthers. Bezaubernd irgendwie, verzaubernd. Wie soll das gehen mit so groben Linien. Lieber zuerst den Mund. Die gleiche calamitas. Ein diabolisch grinsendes Maul? Wer ließe sich von einem solchen Unhold verführen? Ein betörendes Lächeln auf den Lippen? Das hieße, selbst dem Abbild des Teufels neue Macht zu verleihen.

Der Widerspruch liegt im Wesen des Bösen selbst: eine schöne, aber giftige Blüte.

Wie stelle ich den Teufel dar? Wie auch immer, sein Wesen und seinen Schein als das Zusammenspiel von wahrer Absicht und listiger Täuschung. Aber wie, die groben Linien gestatten kein entlarvendes Detail. Simon Weber spürt sein schöpferisches Hochgefühl schwinden. Unbehagen breitet sich aus. Ich, ein Maler, für die Treue meiner Porträts gerühmt, soll ein Bildnis herstellen, dem jede bezeichnende Einzelheit fehlt. Ein Symbol des Bösen. Aber es soll zugleich einen bestimmten Menschen gleichnishaft überhöhen, und von diesem Menschen weiß ich nichts. Stelle ich nur einen Gehörnten dar – wie soll man den Müntzer in ihm erblicken? Aber hat nicht jedermann sein Bild vom Teufel? Und sieht er auf der Flugschrift einen Kopf mit Hörnern, flugs verbindet sich seine festgeprägte Vorstellung mit Müntzers Namen.

So wird es gehen. Eingedenk seines hohen Auftrags, zwingt sich Simon Weber, seine Bedenken zurückzustellen. Unlustig griffelt er zwei Augenhöhlen aufs Holz, einen Allerweltsmund, läßt spiralig gedrehte Hörner aus der Stirn wachsen und schleudert plötzlich die Holzplatte an die Wand.

Nun, da er der überwältigenden Aura Luthers nicht mehr ausgesetzt ist, faßt Simon Weber einen folgenreichen Entschluß. Er wird in dieser Nacht seine Arbeit ruhen lassen und sie erst fortsetzen, wenn er dem Teufel Auge in Auge gegenübergestanden hat. Luther wird das gutheißen, es kommt dem Werk zugute. Auch dem Auftraggeber muß an künstlerischer Wahrheit gelegen sein.

Am nächsten Morgen allerdings, als er Luther aufsucht und ihm seine Absicht erklärt, zeigt sich der Doktor verständnislos.

»Inaugenscheinnahme des Objekts, Detailkenntnis, Wirklichkeitstreue, was soll dieser Schnickschnack! Dem Pöbel ist solche feinsinnige Sicht auf den Teufel durchaus nicht dienlich. Die Welt ist nun einmal schwarzweiß, hier das Licht, dort die Finsternis, hier Wahrheit, da Lüge, hier das Gute, dort das Böse. Luther Gottes Knecht, Müntzer des Teufels Vasall. So einfach ist das, Simon!«

Aber in Simon hat sich der Wunsch verfestigt, den Teufel, den er darstellen soll, leibhaftig zu sehen. Verwundert über seine Hartnäckigkeit, besteht er auf der Forderung, Luther möge ihm einen Geleitbrief mitgeben, der ihm in Heldrungen die Kerkertür öffnet: »Auf daß ich, zum allgemeinen Nutzen der Christenheit, das Antlitz des Teufels getreulich abkonterfeien kann.«

Selbst wenn er Simon Webers närrischem Wunsch nachgeben wollte, erwidert Luther, es sei ihm trotzdem unmöglich. Der Teufel sei Gefangener des Grafen Ernst von Mansfeld und Graf Ernst hinwiederum ein verstockter Papist und wütender Feind Luthers. Er würde auf sein Empfehlungsschreiben scheißen und Simon vor verschlossenem Tor stehen lassen.

Der Maler fühlt sich durch Luthers Vorbehalte allmählich gekränkt. Seine Selbstachtung zwingt ihn zu einer entschiedenen Erklärung. Wenn man also ihm, einem bekannten Porträtisten, den Anblick seines Gegenstandes verweigere, dann müsse er eben von diesem so ehrenvollen Auftrag absehen.

Luther starrt ihn wortlos an. Dann schlägt er die Hand an

die Stirn: »Ach ja, da fällt mir soeben ein, auch Landgraf Philipp müßte noch in Heldrungen weilen, er hat dort ebenfalls den Müntzer verhört. Philipp steht auf meiner Seite. Vielleicht könnte er, von Graf zu Graf, den Mansfelder bewegen, Euch Zutritt in den Kerker zu gewähren.«

Nun also ist die ebenso ersehnte wie gefürchtete Stunde gekommen, da der rechtschaffene Christ Simon Weber dem leibhaftigen Teufel begegnen wird. Die natürliche Abneigung, ja Angst, die den Bürger beim Betreten bedrohlicher militärischer Anlagen erfaßt, hatte auch Simon verspürt, als er durch Vermittlung des Landgrafen Philipp in die Burg eingelassen wurde.

Die Festung mit dem Bergfried und den neu erhöhten Wällen erhebt sich in bleierner Düsternis aus dem Wasser. Die Kanonen auf den beiden Bastionen der Vorderfront recken dem Maler ihre Mäuler entgegen.

Nun im Bauch der Burg. Ein Knecht, in der einen Hand ein Schwert, in der andern einen Leuchter, führt Simon über Gänge und Treppen hinab in die Tiefe. Die Kerzen flackern in der windigen Finsternis. Die Mauern sind naß von den Tränen der Zeit. Ein Loch im Steinboden eröffnet den Abstieg in die Unterwelt. Über eine steile Leiter steigt der Knecht mit Simon zu den Kerkerzellen hinunter.

Hinter Gittern gefangene Aufständische. Schemenhaftes Gewimmel wie von Gewürm. Klagelaute des Schmerzes, Kettengeklirr, Dunst von Angstschweiß und Urin.

Hinten die letzte Zelle: allein im Verließ der Hauptverstörer, der Müntzer.

Der Knecht schließt auf, stellt den Leuchter auf den Boden und hockt sich dann draußen vor der Tür auf einen Schemel. Simon erblickt vor sich eine reglose Gestalt. Sie lehnt an der Mauer. Die Fußgelenke und die seitwärts ausgebreiteten Arme sind mit Zwingen an die Mauer geschlossen. Auch der Hals steckt in einem eisernen Ring. Die Hände sind blutverkrustet, die Fingerkuppen zerquetscht. Die Augen des Mannes blicken gleichgültig durch Simon hindurch, in ferne Leere. Irgendein Spottsüchtiger hat ihm einen stachligen Zweig auf die Stirn gedrückt. Die Blutstropfen darunter sind schon eingetrocknet. Christi Dornenkrone, denkt Simon flüchtig, und: an die Mauer gefesselt wie gekreuzigt.

Und denkt: Sieht so der Teufel aus? Dessen Macht fast der Allmacht Gottes gleichen soll? Der nur mit dem Finger zu schnipsen brauchte und sich schwipp! seinen Bewachern hoch in die Lüfte entziehen würde! Das wäre ja ein schöner Teufel, ein ohnmächtiger, der Gewalt gegen sich zuließe, Daumenschrauben, Brandeisen. Der Teufel leidet nicht, er *läßt* leiden. Er ließe seine Opfer höllisch brennen. Nein, niemals würde er selbst Leiden erdulden.

Aber, so versucht Simon seinen Glauben an den Teufel zu retten, vielleicht ist es eine List des Teufels, das Leiden auf sich zu nehmen, um Mit-Leid zu erregen. Das auch nicht, Simon. Was hülfe ihm diese Maskierung hier unten in der tiefsten Verlassenheit seiner Zelle? Wo wäre da Publikum, dem er sich dergestalt präsentieren und Mitleidstränen entlocken könnte, um es erneut für sich zu werben? Und auch Gott hülfe es wenig, auf solche Weise schreckliches Gericht zu halten über den Teufel.

Diese gequälte zerbrochene Kreatur – selbst wenn sie noch auf den Marktplätzen zur Demonstration göttlicher Macht vorgeführt würde, erregte sie kaum noch den erhofften Zorn der Gläubigen. Zumindest mit einem den ganzen Kosmos erschütternden Empörungsschrei, einer satanischen Lästerung des HERRN hätte der Teufel, wie es seiner widersetzlichen Natur entspräche, Gottes Strafgericht beantworten müssen.

Das ist kein Teufel, und schon gar nicht der Teufel leibhaftig. Das ist ein Mensch in der letzten Einsamkeit der Schmerzen und des Todes.

Simon Weber möchte in diesem Augenblick weit weg sein, in seiner Werkstatt oder unter dröhnenden Glocken oder in der Stille der Wälder. Er sucht nach einem Wort, das seine unziemliche Anwesenheit erklärt, und findet keins. Er könnte einfach davonlaufen. Aber er fühlt sich festgehalten vom Gekreuzigten in der Katakombe.

Im Gesicht des Schmerzensmannes geht etwas vor. Der Blick kehrt aus der Unendlichkeit zurück, richtet sich auf Simon. Erkennt: kein Folterknecht, nicht der Henker. Erblickt auch Mitleid in des Gastes Augen, auch prüfende, schlecht verhehlte Neugierde.

Müntzers verschwollene Lippen bewegen sich lautlos.

Simon tritt zögernd näher. Er sei der Maler Simon Weber der Ältere und wolle ihn porträtieren. Mit des Herrn Magisters Erlaubnis, beeilt er sich hinzuzufügen.

Wieder zucken die Lippen, spöttisch, wie es Simon erscheint: »Porträt eines Todeskandidaten?«

Vielleicht ließen die Herren Gnade walten, entgegnet Simon hilflos.

Ein heiseres Lachen wird ihm zur Antwort.

Der Maler verharrt unschlüssig. Beschämt, ein lebendiger und freier Mensch zu sein, empfindet er plötzlich Scheu, die Gesichtszüge des Todgeweihten aufzuzeichnen. Müntzer hat die Augen geschlossen. Schweigen wächst auf wie eine Mauer. Simon will nicht bleiben und kann nicht gehen.

»Nun«, fragt Müntzer schließlich, ohne die Augen zu öffnen, »wollt Ihr nicht beginnen?«

»Ich habe schon begonnen. Was ich sehe, grabe ich tief in mein Gedächtnis ein.«

»Und was seht Ihr?«

»Einen Unglücklichen.«

Die Augen öffnen sich. Pforten in schwarze Tiefen. »Ich bin nicht unglücklich. Ich bin herzlich zufrieden.«

Redet er irre, fragt sich Simon bestürzt, oder verhöhnt er mich?

»Der Weg zur Seligkeit führt durch Angst, Tod und Hölle. Ich bin diesen Weg gegangen.«

Angst und Tod und Hölle – Marterstationen zum Frieden mit sich selbst. Welch ein Gegensatz zu Luthers triumphierender Selbstgerechtigkeit, denkt Simon. So spricht kein Teufel. Müntzer nimmt sein Schicksal an, sein Scheitern, sein nahes zeitliches Ende.

Luther, erwidert Simon schließlich stockend, habe den Herrn Magister den Teufel leibhaftig genannt.

Woher solch unmäßiger Haß? Beide seien doch einst miteinander angetreten, die Kirche und die Christenheit von Rom zu befreien.

Simon ist wohl in diesem Augenblick nicht bewußt, daß er mit dieser Frage Müntzer Ärgeres antut, als wenn er jetzt sein Gesicht gezeichnet hätte. Daß er einen, der schon nicht mehr von dieser Welt ist, mitten in die Welthändel wieder hineinstößt. Aber die Frage bewegt ihn, warum zwei, die gemeinsam Rücken an Rücken gegen eine uralte Riesenmacht gekämpft haben, sich entzweiten und der eine von ihnen nichts sehnlicher wünscht, als den andern geköpft zu sehen.

Auf eine solche Frage, die ins Grundsätzliche des Weltverständnisses führt, eine Antwort zu erwarten, noch dazu von einem, der bereits am Abgrund der Ewigkeit steht, zeugte nur allzu peinlich von Simons unangebrachter Neugier, hätte ihn nicht ein durchaus ehrenwerter Drang zu dieser Frage veranlaßt: sein plötzlich erwachter Zweifel an Luthers Erklärung. Simon sieht jetzt eine letzte Gelegenheit, die Wahrheit zu ergründen, indem er Luthers Gegner eine Rechtfertigung ermöglicht.

Ob Simon freilich Müntzers Gründe in ihrer ganzen Tragweite versteht, mag dahingestellt bleiben. Müntzer jedenfalls scheint Simons Frage nicht als unziemlich empfunden zu haben. Er gibt ihm, wenn auch mit nachlassender Gedankenschärfe und Stimmkraft, die erbetene Auskunft.

Müntzer sagt, im Laufe der Jahre habe er sich immer weiter von seinem Lehrer und Mitbruder Martin entfernt. Heute lege er das Wort Gottes anders aus als Luther. Vornehmlich aber habe sich zwischen ihnen eine gegensätzliche Ansicht über die Freiheit herausgebildet. Luther spreche dem Christenmenschen nur eine innere, eine Glaubensfreiheit zu. Doch der Mensch, ob Christ, Heide oder Jude, habe das göttlich verbriefte Recht auf die ganze Freiheit, wozu auch die des Leibes, der menschlichen Existenz überhaupt, gehöre. Indem Luther allein der Seele Freiheit zubillige, sei er gleichgültig geworden gegenüber der leiblichen. Deshalb sei Luther heute den Herren und Obrigkeiten willkommen, denn er rechtfertige die Gefangenschaft des Leibes, selbst die Leibeigenschaft, als unvermeidlich, ja gottgewollt. Er aber, Müntzer, habe dem Volk Gottes Wort erklärt, das da besagt, den tyrannischen Herren solle die Macht genommen und dem Volke gegeben werden. Deshalb hätten sich alle Obrigkeiten, die adligen und die bürgerlichen, die altgläubigen und die reformierten, gegen ihn verschworen und ihn des Aufruhrs bezichtigt. Aber nicht er habe die Revolution gemacht, die Herren machten das selber, daß ihnen der arme Mann feind wurde. Denn sie nähmen ihm alles, nähmen alles zu ihrem Eigentum und entrüsteten sich dann, wenn er sich erhebe und, wie Gott es befohlen habe im siebenten Kapitel Daniel, das Schwert in die eigene Hand nehme.

Erschöpft hält Müntzer inne. Aber er muß diesem Maler, der so unbefangen durch die Welt geht und so treuherzig seine Frage stellt, noch etwas sagen, das summa summarum des unversöhnlichen Streites: »Luther war einst ein rebellischer Mönch. Er wollte die verderbte römische Kirche reinigen, und wenn es sein mußte, mit dem Blut der Päpste und Kardinäle. Und er hat sich wohl gefragt, auf wen stütze ich mich im Kampf gegen das allmächtige Rom? Auf die Herren oder auf das Volk? Ihr kennt die Antwort. Land und Gut der Klöster fielen den Herren zu, und die Herren nahmen Luther in Schutz. Das dankte er ihnen und hieß die räuberische Gewalt der Herren gottgewollt. Diese Verwandlung des Rebellen in den sanftlebenden Beamten der Tyrannei habe ich dem Volk bewußt gemacht. Deshalb haßt mich Luther. Diese Wahrheit bereitet ihm schlimme Träume. Ich bin sein schlechtes Gewissen. Er kann erst wieder ruhig schlafen, wenn Erde meinen Mund verschließt. Deshalb mußte der Prediger der Gnade gnadenlos meine Vernichtung betreiben. Und damit nicht genug. Er machte mich zum Teufel, dann wird meine Ermordung ein Akt göttlicher Gerechtigkeit.«

Die letzten Worte sind nur noch ein Flüstern: »Betet für mich.« Dann sinkt sein Kopf aufs Halseisen hinab.

In einem Turmzimmer der Burg hat Simon Weber für einige Tage Quartier genommen. Niemand beachtet ihn, niemand stellt Fragen. Die siegestrunkenen Herren, der hochwohllöbliche lutherische Landgraf und der treugläubige Mansfelder haben andere Sorgen. Sie müssen unter strengen Sicherheitsmaßnahmen Müntzer nach Mühlhausen verbringen lassen, damit dort Gottes Strafgericht an ihm vollzogen wird.

Simon Weber also sitzt in der Turmstube und blickt auf die Holztafel, auf die er die Umrisse des Teufelsbildnisses gezeichnet hatte. Luthers Müntzerbild ist nun nicht mehr das seine. Er hat keinen Teufel gesehen da unten im Felsverlies, er hat einen Menschen gesehen, der um der Menschen willen den Tod erleiden muß. Wie der Gekreuzigte einst. Dieses

Gleichnis, gleißend aufgeblitzt beim ersten Blick auf den gefesselten Müntzer, bohrt sich tief in seine Phantasie ein, nimmt Gestalt an, Stimmung, Farbe. Ich werde ein Bild malen, in Öl, den Gekreuzigten, und er wird Müntzers Gesicht haben, sagt Simon, und er sagt es zu den Wänden und sagt es laut, um sich selbst Mut zu machen. Denn Mut braucht er. Blasphemie! werden die Pfaffen schreien, Gotteslästerung! Und alle, ob Protestanten, ob Altgläubige, werden in den Empörungsschrei einstimmen. Und nur wenige werden hinter vorgehaltener Hand flüstern: Simon Weber hat sich der Verteufelung Müntzers entzogen und ihm Gerechtigkeit widerfahren lassen.

Am gleichen Tag, als er vom Turmfenster aus sieht, wie Müntzer gefesselt seine letzte Reise antritt, zum Schafott, beginnt Simon mit dem Bild. Die in dunkler Ahnung vorsorglich mitgebrachten Farben und Pinsel und die Leinwand erfüllen nun ihren Zweck.

Christi Hinrichtung findet in einer frühlingshaften, sehr deutschen Landschaft statt. Die untergehende Sonne wirft goldenes Abendlicht auf die bewaldeten Hügel im Hintergrund. Zwischen finstere Tannen mischt sich das helle Grün der Birken. Die Zweige eines blühenden Kirschbaums wachsen in die linke Seite vorn in das Bild hinein, berühren fast das Kreuz, an dem Christus sterbend hängt. Müntzers Gesicht wirkt verwirrend zwiespältig. Der emporgerichtete Blick drückt Ergebung in sein Schicksal aus, Frieden mit Gott und mit sich selbst. Aber die voller Hohn zusammengepreßten Lippen verraten Erbitterung, Verachtung, ja einen kaum verhehlten Haß.

Zur Rechten des Kreuzes stehen einige Männer: ein Fürst in Kriegskleidung – unschwer als Luthers Parteigänger, Landgraf Philipp, zu erkennen – weiter zwei Soldaten, ein Mann in bürgerlicher Tracht und drei Frauen, die mit ausgestrecktem Arm lachend und lästernd auf den Gekreuzigten zeigen. Die Gesichter der Männer sind erstarrt in grinsender Genugtuung. Ein Geier, der auf einem Felsstück hockt, weist auf die Nähe dieser Menschen zum Aasfresser. Zu dieser Gruppe, etwas abseitsgewandt, steht auch ein Mann in Mönchstracht: Pilatus, der seine Hände in einem Wasserbecken reinigt. Er trägt Luthers Gesichtszüge. Er wäscht seine Hände in Unschuld.

Zur Linken des Kreuzes knien einige Bauern, den Blick zum Kreuz emporgehoben, die Hände gefaltet zum Gebet für den Sterbenden. Schmerz und Entsetzen prägen die Haltung der Jünger des Gekreuzigten. Einer der Bauern ist mit Wunden bedeckt. Er stützt sich auf einen Löwen, der der Gruppe der Trauernden Mut und Kraft verleihen soll. Über dem Gekreuzigten flattert ein weißes Band mit einer Inschrift: Mortuus nihilo minus vivans, und das heißt: tot und trotzdem lebendig.

Simon Weber hat alles in dieses Bild hineingelegt, was er in diesen Tagen empfindet, Verwirrung und Klarheit über den Mord an Müntzer inmitten dieses Frühlings. Den Triumph der Sieger, den Geifer der Verdummten, die Verzweiflung der Verfolgten. Und die Hoffnung, daß der Tod nur ein zeitliches Ereignis ist, bedeutungslos vor dem ewigen Leben.

Bis zu diesem Augenblick, da wir Simon Weber den letzten Farbtupfer auf die Leinwand auftragen lassen, mag die Geschichte der beiden Bilder nicht unwahrscheinlich sein. Simon hatte sein Auftragswerk, das Teufelsbildnis, verworfen und mit dem Kreuzigungsgemälde sein Müntzerbild geschaffen, das Luther gewiß empört zurückgewiesen hätte. Was ich sollte, wollte ich nicht mehr. Was ich wollte, sollte – oder durfte – ich nicht mehr.

Zu fragen aber bliebe immer noch, weshalb Weber beide Porträts einmauern ließ.

Nachdem er in Heldrungen seine Arbeit beendet hatte, fuhr er Anfang Juni mit den Bildern ins nahe gelegene Allstedt. Hier muß er Luthers Verteufelungsschrift gegen Müntzer gelesen haben, die inzwischen – ohne sein Teufelsbildnis – veröffentlicht worden war. Tage zuvor war Amtmann Hans Zeys wegen seiner Sympathien für Müntzer verhört, seine Dienste waren ihm gekündigt worden. Darüber hinaus bewies die bevorstehende Hinrichtung der Allstedter Müntzeranhänger dem Maler, mit welch wilder Entschlossenheit alle und alles vertilgt werden sollte, was an Müntzer erinnerte.

Nun erst, hier in Allstedt, muß Simon Weber begriffen haben, in welch gefährliches Vorhaben er sich eingelassen hatte. Luther hatte in der Flugschrift einen der letzten Aufrufe Müntzers vor der Schlacht veröffentlicht. Darin forderte Müntzer das Volk auf, im Namen Gottes den Kampf zu beginnen: »Nun dran, dran, dran, es ist Zeit! Laßt euch nicht erbarmen, sehet nicht an den Jammer der Gottlosen. Sie werden euch also freundlich bitten, flehen wie die Kinder. Lasset euch nicht erbarmen! Dran, dran, dieweil das Feuer heiß ist. Lasset euer Schwert nicht kalt werden, lasset es nicht erlahmen! Es ist nicht möglich, weil sie leben, daß ihr der menschlichen Furcht sollt leer werden. Dran, dran, Gott gehet euch voran, folget, folget!«

Diesem Mann, der aus der Bibel bewiesen hatte, Gott habe befohlen, daß das Volk der unchristlichen Obrigkeit das Schwert entreiße und in die eignen Hände nehme und es nicht erkalten lasse im Kampf um Leben und Freiheit – diesem Mann hatte er das Schmerzensgesicht Christi verliehen, der nun wahrlich Frieden und nicht Gewalt gepredigt hatte. Simon hatte sich damit zu Müntzers revolutionärem Auftrag bekannt. Er wäre der Vergöttlichung des Aufrührers bezichtigt worden und für immer geächtet gewesen.

Deshalb entschloß er sich, der Welt seine Bilder für ewig vorzuenthalten – wobei ihm nicht zu verdenken ist, daß er, tief verstört durch die blutige Abrechnung der Sieger, die scheinbar deren Allmacht bewies, nun die wiederhergestellte alte Ordnung für ewig hielt.

Nach Wittenberg zurückzukehren, wagte Simon Weber nicht. Er ging nach Süddeutschland und unterrichtete Schüler in der Malkunst. Eigene Bilder von ihm sind seitdem nicht mehr bekannt geworden.

Manchmal, an einsamen Abenden, sehe ich ihn in seiner Klause sitzen und an den schrecklichen Frühling 1525 zurückdenken, der sein Leben so verändert hatte. Und vielleicht fragt er sich dann, wie wird es weitergehen mit uns armen Erdenmenschen, wird die Zukunft lutherisch bleiben oder doch müntzerisch werden? Lutherisch, indem das Volk untertänigst alles Unrecht duldet, das ihm seine Obrigkeit in ihrem Eigennutz zufügt, oder müntzerisch, indem es sich gegen unrechte Gewalt der Obrigkeit wehrt? Das Müntzerische ist tot, bestätigt sich Simon Weber, gekreuzigt, geköpft. Aber dann sieht er wieder die Inschrift, die über dem Kreuz flattert: Mortuus nihilo minus vivans. Tot und doch lebendig.

Und geht am nächsten Tag wieder an seine Arbeit und erklärt den Schülern die Gesetze der Perspektive, rein malerisch natürlich.

EIN UNSTATTHAFTES EXPERIMENT

1

Am 10. März 1823 berichtete die Modezeitschrift ELEGANTE WELT, Schiller habe in der Nacht des 11. Mai 1800 Schauspielern sein Drama MARIA STUART vorgelesen und danach geäußert, er wolle die beiden Repräsentantinnen der Elisabeth und der Maria von Aufführung zu Aufführung die Rollen wechseln lassen.

Am 23. Juni 1800, wenige Tage nach der Uraufführung des Stückes in Weimar, begann der Dichter, den Rollentausch zu proben.

Karoline Jagemann, 23, die die Elisabeth, und Friederike Vohs, ebenfalls 23, die die Maria dargestellt hatte, haben seinerzeit einige Notizen darüber angefertigt.

Ihre Berichte werden hier zum ersten Mal veröffentlicht. Mit Hilfe eines diesbezüglichen weiteren Dokuments, des Goethebriefes vom 28. Juni 1800, können wir heute Schillers Experiment und seine unerwarteten Folgen nachvollziehen.

2

Demoiselle Karoline Jagemann
23. 6. 1800

Heute nachmittag traf sich der Dichter mit der Vohs und mir auf der Bühne des Hoftheaters. Außer uns war nur noch der Bühnenmeister Wilhelm Jacob Kunath anwesend, der für die nötige Beleuchtung sorgte, ansonsten sich aber im Hintergrund hielt.

Schiller begrüßte uns freundlich, und wir nahmen einander gegenüber auf drei Stühlen inmitten der Bühne Platz.

Demoiselle Jagemann, frug mich Schiller, Sie beherrschen Ihre Rolle?

Herr Hofrat, erwiderte ich, Sie haben mich doch als Elisabeth mit Beifall bedacht.

Und die Rolle Ihrer Gegenspielerin, Demoiselle?

Habe ich inzwischen auf Ihre Anordnung gelernt.

An die Vohsin stellte der Dichter die gleiche Frage, und sie antwortete, der Text der Elisabeth sei ihr ebenso geläufig wie ihr eigener als Maria.

So daß, meinete Schiller, vom Wort her keine Schwierigkeiten bestünden. Wir könnten also mit dem Versuch beginnen. Was er vorhabe, wüßten wir schon: unsere Rollen tauschen. Ich sollte ihm nun die Maria und die Vohsin die Elisabeth vorspielen.

Einen Augenblick bitte noch, Herr Hofrat, sagte ich, welchen Effect versprechen Sie sich davon?

Schiller wich aus, wir würden schon sehen.•

Dann kam mir plötzlich ein schlimmer Verdacht. Ob der Herr Hofrat vielleicht malkontent sei mit meinem Spiel als Elisabeth? Oder mit der Maria der Madame Vohs? Und deshalb unter Vorspiegelung eines andern Zwecks eine Umbesetzung proben wolle?

Natürlich nicht, beide Rollen werden vorzüglich verkörpert, Demoiselle, fangen Sie nur an, es wird sich zeigen.

Schiller stand auf, wir erhoben uns ebenfalls.

Versprechen Sie mir, sagte er noch, daß niemand etwas von diesem Unterfangen erfährt, selbst der Herzog nicht. Dabei sah er nur mich an.

Ich fühlte, wie ich errötete. Ich senkte den Blick: Selbst der Herzog nicht, Herr Hofrat, ich verspreche es.

Nun, mesdames, frug Schiller, wenn Sie jetzt also Ihre Rollen tauschten, würde Sie das arg alterieren?

Ich dachte nach. Plötzlich meine Gegenspielerin sein?

Ich müßte die meiner Elisabeth contrairen Eigenschaften der Maria annehmen, Herr Hofrat.

Schiller gefiel meine Antwort nicht. Elisabeth könne sich nicht einfach in Maria, ein beliebiger Charakter nicht in sein Gegenteil verwandeln.

Aber schließlich bin ich nicht die Elisabeth, sondern die Karoline Jagemann! Ein Schauspieler kann nun eben einmal die contrairsten Rollen spielen!

Schiller erwiderte, eine solche Antwort hätte er erwartet. Natürlich hätte ich recht. Aber wir sollten doch dieses einzige Mal unsere komödiantische Disponibilität vergessen und uns mit unsrer bisher einstudierten Rolle gänzlich identifizieren. Ob wir das ihm zuliebe wohl tun möchten?

Wenn ich die Elisabeth spiele, dann bin ich in diesem Augenblick die Elisabeth, Herr Hofrat. Aber Sie haben doch gerade verlangt, ich sollte die Maria sein!

Es ist die Elisabeth, die nun als Maria auftritt, wollen Sie mich denn gar nicht verstehen, Demoiselle?

Nein, Herr Hofrat, Sie verwirren mich. Aber Ihnen zuliebe bin ich bereit, mich drein zu schicken. Ich müßte also fragen, was die Maria zur contrairen Person der Elisabeth mache. Und zählte auf: der Unterschied der Religion, Maria sei katholisch, Elisabeth anglikanisch. Nationale Gegensätze zwischen Schottin und Engländerin. Auch die gänzlich andersgeartete Mentalität beider Frauen: die männlich-herbe Natur der Elisabeth, die nicht lieben und keine Liebe erwecken kann, und die weiblich-weiche Maria, die viel Liebende und Vielgeliebte.

Der Dichter hörte geduldig zu. Ob sich der Gegensatz der beiden noch vereinfachen, sozusagen in ein Bild setzen ließe. Als ich nicht darauf kam, zitierte er die Maria: Eher begegnen sich Feuer und Wasser in Liebe und küsse das Lamm den Tiger, als daß sie sich mit Elisabeth versöhnen könnte. Schiller fügte hinzu, auf dieses Bild ließen sich bei allem sonstigen Reichtum an Charakterzügen die beiden Gegnerinnen bringen: Lamm und Tiger.

Mit allem Respekt, Herr Hofrat, und es steht mir auch nicht zu, Sie zu critisieren, aber die Maria als Lamm zu bezeichnen, Himmel Gottes! Sie hat nach eigenem Geständnis ihren Mann ermorden lassen!

Schiller wies darauf hin, daß nicht er Maria, sondern sie selbst sich so sehe, und das sei wohl ein Unterschied. Aber mit dem Gleichnis von Lamm und Tiger sei nicht die ganze Persönlichkeit der Rivalinnen gemeint, sondern nur ihre augenblickliche Beziehung zueinander. Zwischen beiden Königinnen gebe es kein rechtliches Verhältnis, sondern nur eines der Gewalt. Maria sei Elisabeths Gefangene. Es sei also das Verhältnis zwischen der Machtlosen und der Machthabenden.

Erneut mußte ich Schillern entgegenhalten, diese ohnmächtige Maria, hätte sie selbst die Macht in den Händen, wüßte diese sehr wohl zu ihrem eigenen Nutzen zu gebrauchen. Maria gestehe doch selbst, sie sei von der Macht verführt worden und würde Gewalt mit Gewalt bekämpfen.

Ich verstünde ihn nicht, ganz und gar nicht, meinte der Dichter bekümmert. Ich solle nicht Maria anklagen, das hätte ich als Elisabeth hinlänglich getan, ich sollte endlich, deshalb der Rollentausch, Maria *sein*!

Als Elisabeth? fragte ich vorsichtshalber nochmals. Herr Hofrat, das ist doch ein Widerspruch, den begreife, wer will!

Und plötzlich, noch während das Experiment begann, wußte ich, daß der Dichter Unmögliches von uns forderte. Jedes Wort, das ich bisher als Elisabeth gesprochen, das ich aus der Logik ihrer Existenz und ihres Charakters akzeptiert und mir zu eigen gemacht hatte, jeden Gedanken, jedes Gefühl, jeden Affect, jedes Urteil müßte ich nun aus der Sicht der Maria in Frage stellen.

War ich gestern noch als Elisabeth stolz auf meinen Gerechtigkeitssinn und hatte jegliche Willkür in meinem Reich verdammt, ließ mich von meinen Höflingen das Schwert nennen, das des Staates Sicherheit schützt – nun, als Maria, warf ich einen ganz andern Blick auf mich selbst, auf meinen Staat und auf meine Ratgeber. Ich klagte die Willkür in meinen Landen an, die Gesetze gibt und sie widerruft. Ich verhöhnte die Beamten, die ihre Überzeugungen von einem Tag zum andern wechselten. Ich enthüllte die vielgepriesene Uneigennützigkeit der Staatsdiener als Selbsttäuschung. Und wenn ich als Elisabeth verkündet hatte, die einzige Sicherheit des Staates sei die Gewalt, so verwarf ich nun als Maria radikal eine solche Staatsraison. Ich machte jetzt der Elisabeth bewußt, wie schwach sie sei, wenn sie vor mir, der Eingekerkerten, Verstummten, ja schon Toten sich noch fürchte. Und ich empfand plötzlich sogar ein Gefühl des Triumphs, als ich diesem schroffen unzugänglichen Felsen Elisabeth entgegenrufen konnte: Steh nicht da, schroff und unzugänglich wie eine Felsenklippe, die der Strandende, vergeblich ringend, zu erfassen strebt! Denk an den Wechsel alles Menschlichen! Auch ich stand einst so hoch wie du, und wo liege ich jetzt?

Es ist schwer zu beschreiben, wie dieser Vorgang mit einer Art Zwangsläufigkeit verlief. Der Herr Hofrat bemerkte es wohl, wie mein Spiel sich selbst zum Scheitern verurteilte. Ich wurde immer sicherer in meiner anklägerischen Pose, immer unsicherer in der Selbstverteidigung. Maria begann die Elisabeth in mir moralisch zu occupieren. Was war ich nun, war ich noch Elisabeth oder schon Maria? Ich fühlte mich von Widersprüchen zerrissen. Ich mußte Schillern meine Reflexionen beschreiben, und gerade diese schien er erwartet zu haben. Der Gegensatz zwischen Lamm und Tiger, zwischen Ohnmacht und Macht, bisher auf zwei Personen verteilt, sei nun in einer vereint, meinte er, und das sei zweifellos ein Gewinn an Wahrheit.

Er legte eine Pause ein und brachte eine Flasche Tokayer herbei, die wir zur Recreation unserer Kräfte mehr als zur Hälfte leerten.

3

Madame Friederike Vohs
30. 6. 1800

... nachdem Schiller vor einigen Wochen der Jagemann und einigen Freunden das Trauerspiel vorgelesen hatte, soll die Jagemann partout verlangt haben, die Titelrolle zu spielen. Und Schiller mußte, wie sich inzwischen herumgesprochen hat, einige Überredungskünste anwenden, damit sie dann doch die Elisabeth übernahm. Er soll ihr gesagt haben, die Elisabeth darzustellen erfordere eine ungleich größere Kunstleistung! Und dann mir die Maria anzubieten! Das heißt doch, daß ich eine geringere Künstlerin bin als die Jagemann! Regisseur Anton Genast sagte mir im Vertrauen, zwar hätte der Jagemann geistige Kraft sie für die Elisabeth prädestiniert, mich aber für die Maria meine weibliche Faszination!

Wenigstens etwas, und das nicht wenig.

Als Schiller uns sein Experiment vorschlug, dachte ich zuerst, er wolle, wie das neuerdings manchmal geschieht, gegen den Typ besetzen: eine weiblich reizvolle Elisabeth und eine geistig scharfe Maria. Aber dann hätte der Dichter sein Stück auf den Kopf stellen müssen, denn er hatte ja die beiden Frauen ganz gegensätzlich ausgestattet. Maria als das dämonische Weib, das die Männer in Liebesraserei treibt und sie den absurdesten Unfug bis zum Mord begehen läßt, und die Elisabeth als die kalte grübelnde Vernunft, in der alle Liebe erfriert. Aber bald merkte ich, daß die Besetzung gegen den Typ nicht der Zweck der geheimen Veranstaltung sein konnte.

Als Maria war ich bisher die eigentliche Heldin der Tragödie gewesen. Ich hatte es leicht gehabt. Leiden erweckt die

Sympathie des Zuschauers, vielleicht, weil er fürchtet, ihm könnte Ähnliches geschehen wie diesem armen Opfer der Gewalt, und da spart er nicht mit Rührung und Mitgefühl.

Genau das hatte Schiller, wie er uns damals bei den Proben erklärte, beabsichtigt. Seine Maria besaß eine starke affective Kraft: die Empörung gegen ihr grausames Geschick.

Und mancher von den braven Untertanen, die da unten im Zuschauerraum saßen, hatte mit stillem Vergnügen meiner Anklage gegen die Tyrannei gelauscht, gegen die Doppelzüngigkeit der Elisabeth, die sich das Mäntelchen des Volksinteresses umhängte, gegen die Willfährigkeit ihrer Ratgeber, gegen die Rechtlosigkeit der Schwachen. So hatte ich mich, getragen von moralischer Entrüstung, zum Gottrichter über Volk und Staat aufgeworfen, ich, die ich selbst einst mit frechem Possenspiel die von mir abhängigen Richter gezwungen hatte, mich des Gattenmordes freizusprechen.

Hier begann mein Spiel zu stocken. Mir dämmerte die Erkenntnis auf, daß ich nicht mehr Maria bin, die ich noch gestern war, ich bin Elisabeth oder – –

Marias Selbst-Critik, ergänzte Schiller vergnügt.

Die Rolle Elisabeths ließ mich Marias Einseitigkeit erkennen, da ich beide, Elisabeth wie Maria, durch meine Person vereinte. Elisabeths Vorwürfe gegen Maria treffen mich jetzt tiefer als vorher, sie treffen einen Teil von mir, weil Elisabeth jetzt ein Teil von mir ist.

Nun, nicht mehr durch Marias Blick eingeengt, sehe ich Elisabeth, wie sie wirklich ist: die Erste ihres Staates, der gegen eine Welt von Feinden steht. Frankreich, Spanien und die Römische Kirche möchten dieses Land, das sich von Priesterherrschaft und schrankenloser Adelsmacht befreite, unterjochen, das Bündnis zwischen Krone und Volk zerstören und die Menschen zurückwerfen in die Angst der Inquisition. Und die treibende Kraft dieser Restauration war ich, ist Maria! Sie kam ins Land als Mörderin, um der spanischen Maria blutige Zeiten wiederzubeleben.

Muß ich da als Elisabeth das Errungene nicht verteidigen? Gleich, ob es diesem beschränkten Individuum Maria paßte oder nicht? Sie redete von Menschlichkeit und meinte doch nur die Unmenschlichkeit eines bereits sterbenden Zeitalters. So mußte ich ihr gewaltsam beweisen, daß mir niemand anderes zu gebieten hat als die allgewaltige Notwendigkeit, mein Volk gegen eine Welt von Feinden zu verteidigen. Hatte diese Maria nicht offen erklärt, daß sie den Krieg wolle und alle Staaten dieses Weltteils aufrühren werde, um wieder zur Macht zu gelangen? Ich will nicht weiter ins Detail gehen.

Solcherart waren meine Gedanken und Empfindungen, als ich mich gezwungen sah, erst meine Rolle und dann die meiner Gegenspielerin darzustellen. Wohl ist das einem Schauspieler möglich. Aber es geht nicht ohne inneren Widerstreit ab, solange er sich mit seiner ursprünglichen Rolle identifiziert.

Es ist viel leichter, nur Tiger zu sein oder nur Lamm, als das Lamm im Tiger und den Tiger im Lamm zu erkennen und die Critik am Gegenspieler durch die Selbst-Critik zu bereichern.

Das habe ich Schillern gesagt, und er war zufrieden und die Probe für heute beendet.

Merkwürdigerweise hat dann aber keine weitere Probe mehr stattgefunden, und als ich ihn danach fragte, ist er mir mit nichtssagenden Worten ausgewichen ...

4

Der Geheime Legationsrat J. W. v. Goethe an Hofrat Schiller
28. 6. 1800

Lieber Hofrat, es geht mit unsern Gefühlen wie mit der Ehe. Man denkt wunder, was man zustande gebracht hat, wenn man copuliert ist, aber nun geht der Teufel erst recht los.

Nachdem ruchbar geworden, daß Sie in Ihrer MARIA STUART eine Beichte aufs Theater bringen wollten und ich vom Herzog veranlaßt wurde, Sie zu ersuchen, diese Szene zu streichen, gibt es schon wieder erneute Unruhe um dieses Stück. Sie haben insgeheim bereits den in Ihrer Lesung am 11. Mai angekündigten Rollentausch zu proben begonnen. Wäre bei diesem Unternehmen nur mir allein nicht wohl zumute, möchte es noch hingehen. Aber es gibt gewichtigere Stimmen als die des Freundes, die Ihr Unterfangen für ganz unstatthaft halten.

Sie, lieber Hofrat, haben mir Ihre Gründe genannt, ich nahm sie zur Kenntnis, sie sind zumindest originell, doch wenig poetisch.

Die Poesie verlangt vom Dichter eine ins Reale verliebte Beschränktheit, hinter welcher das Absolute verborgen liegt. Aber Ihr Experiment zerstört diesen unschuldigen produktiven Zustand und setzt an die Stelle der Poesie etwas, das nun ein für allemal nicht Poesie ist. Die Philosophie vernichtet die Poesie, denn sie treibt ins Objekt. Wenn ich Sie recht verstehe, wollten Sie mit diesem Rollentausch die eben in der Objektwelt vorhandenen Widersprüche aufheben, die wir zwischen dem Teil und dem Ganzen, der Individualität und der Societät, zwischen Humanität und Macht, zwischen Freiheit und Notwendigkeit, kurz zwischen Amboß und Hammer vorfinden. Das ist wohl, wie Sie selbst bemerkt haben werden, gerade noch in den Fictionen unserer Phantasie möglich. Aber wie wollte man im Objektiven das Einzelwesen mit der Gesellschaft, Eigenwillen und staatliche Notwendigkeit miteinander versöhnen?

Da alle poetischen Personen symbolische Wesen sind, die immer das Allgemeine der Menschen darstellen und aussprechen, drängt sich uns jene Frage unaufgefordert auf, und das Urteil über Ihr Unternehmen liegt in Ihrem eigenen, kürzlich geäußerten Sinnspruch: FREIHEIT IST NUR IN DEM REICH DER TRÄUME.

Wenn ich nun hoffe, Sie auf höheren Wunsch von der Unstatthaftigkeit Ihres Experiments überzeugt zu haben, möchte ich doch nicht enden, ohne Ihnen – und dies unter uns – zu bestätigen, daß es gut sei, auch in einem solchen Felde wenigstens einmal einen Pfahl zu schlagen, nach dem man sich gelegentlich orientieren kann.

Denn es ist doch recht sonderbar: Wie gewisse Denkweisen allgemein werden und sich lange Zeit erhalten können und so lange als wirklich und sogar als ewiger Bestandteil der menschlichen Natur angesehen werden können.

Sehe ich Sie heute abend bei mir?

5

Der Bericht der ELEGANTEN WELT vom 10.3.1823 schloß mit folgender Bemerkung:

»Damals wollte der Dichter die beiden Repräsentantinnen der Elisabeth und der Maria miteinander die Rollen wechseln lassen, bis er späterhin von der Unstatthaftigkeit dieses Plans überwiesen wurde, aber nicht gern davon abging.«

DIE ERDE, DAS IRRENHAUS DES UNIVERSUMS

Folgende zeitgenössische Begebenheit, die mir kürzlich ein Freund erzählte, sei hier wiedergegeben, weil sie, zumindest für den historisch aufgeschlossenen Leser, eine gewisse makabre Komik besitzt.

In einer sächsischen Kleinstadt, die die Feststellung, hinter dem Walde zu liegen, entrüstet von sich weisen und sich vielmehr als sehr weltläufig bezeichnen würde, schon deshalb, weil sie es mehrheitlich mit der zur Zeit in Sachsen absolut herrschenden staatsnahen Partei hält, in dieser Kleinstadt also fragten sich die konservativen Stadtväter wieder einmal, ob sie nicht weitere Möglichkeiten fänden, der regierungstreuen Gesinnung der Bürger sichtbar Ausdruck zu verleihen.

Und bald auch wurde das darauf einsetzende Nachdenken der Fraktion belohnt. Der Abgeordnete Müller-Schwartzbrodt – den wir künftig einfach nur Müller nennen werden – hatte einen Einfall. Er offenbarte ihn sogleich den Parteifreunden und erhielt dafür volle Zustimmung. Sie forderten ihn auf, die Argumente für einen entsprechenden Antrag auszuarbeiten.

Und so geschah es auch.

In der nächsten Stadtverordnetensitzung erhob sich Müller, um im Namen seiner Fraktion den zuvor eingereichten Antrag zu begründen. Dabei äußerte er, wie mir mein Freund, stiller Beobachter dieser Szene, erzählte, etwa dies:

Wer in alten Stadtplänen von Paris oder London blättert, stellt betroffen fest, daß die heute geläufigen Straßennamen, zumindest im Stadtkern, zumeist noch immer die gleichen sind wie vor hundert Jahren. Und denkt: Andernorts schenkt man anscheinend den Wechselfällen der Geschichte nicht die gleiche Aufmerksamkeit wie wir Deutschen. Das mag beklagenswert sein, verpflichtet uns aber um so mehr, ein Geschichtsbewußtsein zu entwickeln, das allen Wendungen und Windungen unserer Geschichte Rechnung trägt.

Wir in unserer Stadt haben deshalb die Namen von Kommunisten wie Müntzer, Marx, Liebknecht, Luxemburg aus dem Gedächtnis der Menschen entfernt, indem wir den nach ihnen benannten Straßen die Namen verdienstvollerer Persönlichkeiten gaben. Ein Name jedoch blieb bisher unangetastet. Noch immer besitzt unsere Stadt, zum Verdruß der Bürger und zur Verwunderung der Touristen, eine Scharnhorst-Straße! Scharnhorst aber, meine Damen und Herren, diesem Preußengeneral unseligen Angedenkens, kann und darf in unserer Stadt nicht länger Asyl – und sei es auch nur das Asyl der Erinnerung – gewährt werden. Meine Fraktion beantragt deshalb, es dem Vorbild bedeutender Städte wie Berlin, Bonn, Hamburg, Hannover, Köln und anderer gleichzutun und diese Straße nach dem deutschen Reichspräsidenten Paul von Hindenburg zu benennen.

Müller begründete nun den Antrag folgendermaßen:

Erstens: Preußen hat während des Krieges gegen Napoleon als Besatzungsmacht unser sächsisches Vaterland geschädigt und nach Kriegsende Sachsen amputiert, indem es die Gebiete um Wittenberg und Torgau sowie die Lausitz annektierte. Noch heute verkünden verwitterte Grenzsteine von diesem Gewaltakt! Scharnhorst, der entscheidend dazu beitrug, Preußens Großmachtstreben die militärische Basis zu schaffen, ist als Feind unseres geliebten Sachsen zu betrachten. Einem Feind aber setzen wir kein Denkmal in Gestalt eines Straßennamens.

Zweitens: Die deutschen Kommunisten der sogenannten DDR , auch die roten Preußen genannt, haben deshalb nicht grundlos Scharnhorst zum Säulenheiligen ihrer sogenannten Volksarmee erhoben, ja sogar einen Orden seines Namens gestiftet, der für besondere Verdienste zum angeblichen Schutz der DDR verliehen wurde. Scharnhorst ist auch eine Altlast der DDR.

Drittens: Die Scharnhorst-Straße ist umzubenennen in Reichspräsident-Paul-von-Hindenburg-Straße. Der greise Generalfeldmarschall Paul von Hindenburg wurde durch demokratische Wahl 1925 zum Reichspräsidenten gewählt, weil er für die Mehrheit unseres Volkes ein Symbol soldatischer Ehrbarkeit war. Ich verweise zusätzlich darauf, daß unsere Stadt vor der Kommunistenherrschaft bereits eine Hindenburg-Straße besessen hat, so daß es nur recht und billig ist, seinen Namen der Vergessenheit zu entreißen.

Müller-Schwartzbrodts Parteifreunde stimmten durch langanhaltenden Beifall dieser entschlossenen Vergangenheitsbewältigung zu.

Wie erwartet, erregte Müllers Antrag auch Widerspruch. Ein Vertreter der Opposition bat ums Wort. Er gehörte jener Fraktion an, die manchmal mit gutmütigem, meist aber mit beißendem Spott die nostalgische genannt wurde, sofern nicht noch höhnischere Vergleiche angestellt wurden. Der Vertreter dieser Fraktion also, ein dem Schuldienst jetzt fernstehender früherer Geschichtslehrer namens Mayer-Rottlicht – den wir künftig nur noch Mayer nennen werden – wandte sich dem verehrten Kollegen Müller zu und äußerte, wäre Müller sein Schüler gewesen, wäre er mit diesen haarsträubenden Geschichtskenntnissen nicht mit einer Fünf davongekommen. Richtig an Müllers Elaborat sei, daß Preußen nach dem Ende des Befreiungskrieges Sachsen einige Gebiete entrissen habe, weil sich Sachsen freiwillig auf die Seite des Welteroberers Napoleon geschlagen und sich während des Befreiungskampfes abwartend untätig verhalten habe. Annexionen allerdings, so schränkte Mayer sogleich ein, seien niemals gutzuheißen, da sie, wie bereits der Sozialdemokrat Bebel erkannt hatte, immer der Keim künftiger Zwistigkeiten seien. Genug, genug nun, fuhr Mayer fort, wollten sich die deutschen Länder heute in kleinkariertem Provinzpatriotismus die gegenseitigen Schandtaten aufrechnen, wäre es hoffnungslos, an die Lebensfähigkeit eines vereinten Deutschland zu glauben.

»Bestürzt jedoch bin ich, daß Sie, verehrter Herr Kollege, Scharnhorst selbst zu einem imperialen militaristischen Preußen entwürdigen. Ich will Ihnen jetzt keine Lektion über Preußen erteilen, nicht darüber, daß es neben dem Preußen der Bajonette und Kanonen auch ein Preußen der Aufklärung und der Reformen gab. Ich will lediglich ein Plädoyer für Scharnhorst halten. Für ein Lebensbild Scharnhorsts fehlt mir hier die Zeit und Ihnen verständlicherweise die Geduld. Deshalb will ich mich auf eine Episode beschränken, die für sein ganzes Leben, sein Denken, sein Fühlen, seinen Charakter stehen kann – eine Episode, die ich aus Briefen Scharnhorsts, vielerorts wörtlich, belegen kann.«

Mayer wartete auf die üblichen Zwischenrufe, mit denen die Regierungspartei ihn sonst gern unterbrach. Da sie diesmal ausblieben, setzte er seine Unterrichtsstunde fort. »Um die Bedeutung dieser Episode zu verstehen, meine Damen und Herren, erlauben Sie mir noch eine Vorbemerkung. Sicher ist Ihnen geläufig, daß manche Berufe sozusagen der direkten Erbfolge zu unterliegen scheinen. Pastorensöhne werden wieder Pfarrer, Arztkinder Ärzte, die Sprößlinge von Schauspielern nutzen den Namen ihrer Väter und Mütter als Kredit ihrer Nachfolge, Offiziere zeugen Offiziere, Politiker leben ihren Nachkommen beizeiten die Segnungen ihres Berufes vor, kurz, es ließen sich unschwer weitere Beispiele für solche Berufsdynastien finden. Auch der hannöversche Quartiermeister a. D. Ernst Wilhelm Scharnhorst bestimmte seinen Sohn Gerhard fürs Soldatenleben und ließ ihn in der Kriegsschule des Grafen von Schaumburg-Lippe zum Offizier ausbilden.

Nachdem Scharnhorst seinen Dienst in der englisch-hannöverschen Armee aufgekündigt und sich 1801 in preußische Dienste begeben hatte, kam auch für ihn, den preußischen Oberst und Generalstabsoffizier, die Stunde, da er nun seinem Sohn Wilhelm raten sollte, für welche Lebenslaufbahn sich dieser entscheiden sollte. Und, meine Damen und Herren, der preußische Oberst und Generalstäbler, von dem wir entsprechend dem militärischen Ehrenkodex erwarten dürften, daß er die Zukunft des Sohnes allein im Armeedienst sieht, dieser Scharnhorst beschwört sein Kind, kein Soldat zu werden! Ich wünsche es nicht, sagte er, er sagte ganz einfach: Ich wünsche es nicht. Und des Vaters Wunsch war damals und zumal in militärischen Kreisen ein Befehl. Ich wünsche das nicht!

Sind wir, um diesen unstandesgemäßen Befehl zu verstehen, nun etwa auf haltlose Vermutungen angewiesen, was den preußischen Offizier bewog, seinen Sohn von diesem Beruf fernzuhalten? Um dieses Unbegreifliche – unbegreiflich für Sie, Herr Müller, für Ihr Bild von Scharnhorst! – zu begreifen, bedarf es keiner Mutmaßungen. Wir wissen, warum Scharnhorst so handelte. Wir wissen es aus seinen Briefen. Und deshalb können wir dieses Gespräch – ich hüte mich, es Kadergespräch zu nennen – können wir also dieses Gespräch zwischen Vater und Sohn nachvollziehen.

Die Unterredung fand im Sommer 1806 statt. Nach dem Erdbeben der Französischen Revolution erschütterten anderthalb Jahrzehnte lang kriegerische Nachbeben Europa. Napoleons Drang nach Vorherrschaft auf dem Kontinent führte zu Kriegen, in die schließlich auch Preußen hineingezogen wurde. Ich will Sie mit der äußerst verwickelten Situation in jenem Jahr nicht langweilen. Der Krieg zwischen Preußen und Frankreich schien unvermeidbar.

In diesen erregten Tagen besuchte Wilhelm, der in Halle Jura studierte, seinen Vater in Berlin. Schon Wochen zuvor hatte der Vater in einem Brief Wilhelm vorgeworfen, mehr als siebzig Taler Schulden gemacht zu haben.

Wilhelm hatte für seinen Besuch keine günstige Stunde gewählt. Soeben war für die preußische Armee die Mobilmachung angeordnet worden. Scharnhorst war als Generalstabsoffizier und durch diplomatische Aufträge des Königs bis an die Grenze seiner Kräfte gefordert. So traf Wilhelm einen Vater an, der, unruhig und in überreizter Stimmung, kaum teilnahmsvolle Aufmerksamkeit für ihn aufbrachte. Diese Befindlichkeit des Vaters mochte ihr Gutes haben, denn Wilhelm hatte erneute Vorwürfe wegen seiner Schulden befürchtet. Aber den Vater drückten jetzt, bei Ausbruch des Krieges, andere Sorgen. So blieb es zu Wilhelms Erleichterung lediglich bei der milden Rüge des Vaters, Wilhelm möge in Zukunft besser mit seinem Budget haushalten, er könne auch in Zukunft nicht mit einer Erhöhung der Zuschüsse rechnen. Er sei Soldat, und ein Soldat wisse nie, ob er heil aus dem Kriege zurückkehren werde.

Der Vater brauche sich nicht zu sorgen, entgegnete Wilhelm, er werde sich künftig nicht wieder verschulden. »Ich verlasse Halle, ich gebe vorerst das Studium auf. Der Krieg ist ausgebrochen, das Vaterland braucht mich als Soldat.« Wilhelm blickte den Vater erwartungsvoll an, erwartete er doch freudige Zustimmung für seinen Entschluß.

Kein Aufleuchten in den Augen des Vaters. Sie blieben leer. »Als Student bist du vom Kriegsdienst befreit.«

»Ich will mich aber nicht befreien lassen, es ist meine Pflicht, mein Land zu verteidigen!«

»Wilhelm, ich wünsche nicht, daß du Soldat wirst.«

Wilhelm erschrak. Er kannte seinen Vater als ruhigen, ja sanften Menschen. Aber jetzt hatten seine Worte einem schneidenden Kommando geglichen. Er suchte nach einer Erklärung. »Hast du Angst um mein Leben, Vater?«

»Das ist es nicht. Tod im Felde – Soldatenschicksal.«

»Warum dann, Vater, warum?«

»Ich argwöhne, eine gewisse Begeisterung, eine idealische Vorstellung vom Soldatenberuf hat dich zu deinem Entschluß getrieben. Du würdest bald enttäuscht sein. Enttäuscht, Wilhelm. Ich vermeide ein treffenderes Wort.«

»Wahrheit um Wahrheit, Vater. Was wäre noch treffender als Enttäuschung?«

»Ekel, mein Sohn.«

»Ekel? Das sagt ein preußischer Oberst? Der Direktor der Kriegsschule, der Lehrer junger Offiziere? Ekel?«

Und so, von dieser verzweifelten Frage Wilhelms gezwungen, mußte sich Scharnhorst seinem Sohn offenbaren, der noch so wenig von der Welt und der geheimen Verzweiflung des Vaters wußte.

Stockend, immer wieder besorgt, an die Grenze von Wilhelms Lebenserfahrung zu stoßen, berichtete Scharnhorst vom Widerspruch seiner Rolle als Soldat und seinem inneren Selbst.

Für diese Stunde der Wahrheit mußte nun auch Zeit sein. Und Scharnhorst nahm sich die Zeit, seinen Sohn in das Gesicht des Krieges blicken zu lassen, das für Wilhelm bald seine heroischen Züge verlor und sich in eine blutverkrustete Fratze verwandelte.

»Du weißt«, begann der Vater, »daß ich vor einem Jahrzehnt als Offizier an den Feldzügen der englisch-hannöverschen Armee gegen Frankreich teilnahm. Es war kein Verteidigungskrieg, Wilhelm, den wir führten. Vom Adel unterdrückt, kämpften wir für den Adel, um seine Privilegien zu schützen, die er durch das revolutionäre Frankreich bedroht sah.«

Dieser Scharnhorst, sagte Scharnhorst, und nun sprach er von sich, als sei es ein anderer, weit weg, ein Fremder, dieser Artillerieoffizier Scharnhorst ging durch diesen Krieg in einem Zustand, wie er uns manchmal morgens überfällt, wenn der Schlaf schon schwindet. Wir schlafen noch und sind dennoch schon wach, nehmen die Wirklichkeit schon wahr und halten sie dennoch für einen Traum. Eine Art Dämmerzustand legte sich damals über seine Sinne, die die Scheußlichkeiten des Krieges einfach nicht wahrnehmen wollten.

Wie in Famars, das er nach der Eroberung der Stadt besichtigte. Aus dem Dickicht verkohlter Balken kreiselten noch immer Rauchfäden empor, bittere Beize jedes Atemzugs. Die Bäume in den Gärten schwarz, von der Hitze entlaubt. Zersplitterte Zäune. Zerschmetterte Wagen. Zerrissene Federbetten, die Daunen im Straßendreck festgeklebt. Der Kirchturm eingestürzt, das Mittelschiff ausgebrannt. Vor dem Altar fünf tote Franzosen, gefesselt, mit gespaltenem Kopf, ein Schandwerk ungarischer Husaren. Aus einer Hütte eintöniger Singsang. Scharnhorst ging durch einen Flur, dessen Decke der Himmel war. Im Stall eine junge Frau neben einem Futtertrog. Darin ein totes Kind. Die Mutter sang ihm ein Schlaflied. Als sie Scharnhorst erblickte, wühlte sie auf dem Boden und warf ihm eine Handvoll Schweinemist ins Gesicht. »C'est votre fait!« schrie sie, »cochons, votre fait!« Draußen versuchte Scharnhorst sein Gesicht in einer Pfütze zu reinigen. Der Schweinekot ließ ihn erbrechen. Eine schweinische Welt, murmelte er.

Oder das Gefecht bei Handshoot, Wilhelm. Scharnhorst sollte mit seiner Batterie den Rückzug des Regiments gegen die andrängenden Franzosen decken. Sein Entschluß zum Kartätschenfeuer. Weißt du, was Kartätschen sind? Zinkbüchsen, mit zerhackten Eisenstücken gefüllt. Jagen mit vulkanischer Gewalt aus dem Kanonenrohr, zerstreuen sich zu tödlichem Hagel. Das ist anders, als wenn du deine Granaten in die Ferne schießt, du siehst nicht, was sie anrichten. Aber Kartätschen – du hast deine Opfer vor deinen Augen, nur wenige Meter entfernt. Das sirrende Sausen der Eisenstücke. Der Augenblick entsetzter Stille. Dann die Schreie. Die Masse der Angreifer fällt in sich zusammen, wie ein Bleiklumpen, der plötzlich schmilzt.

Aus dem Blutbrei vor dir zucken noch Köpfe, Arme, Beine. Und du brauchst niemanden, der dir entgegenschreit: C'est votre fait! Du sagst es dir jetzt selber, das ist dein Werk!

Auch vom Hauptmann Sympher sprach Scharnhorst, und wie er ihn fand. An einem Sommertag in einem sumpfigen Gehölz. Sympher oder das, was eigentlich Sympher sein müßte, saß an einen Baum gelehnt, ein Ding mit einem fast unkenntlich gewordenen Kopf, die Pulverladung hatte ihn zerrissen. Die Pistole noch in seiner Hand. Neben dem Toten, sorgfältig zusammengelegt, der rote Uniformrock mit dem Federhut. Die feuchte Hitze hatte die Leiche aufgebläht. Unzählige Raupen wimmelten auf ihr, umspannen sie mit weißen Fäden. Die Ledertasche des Toten enthielt vierzehn Briefe seiner Frau. Sie klagte, er habe ihr seit einem Jahr nicht mehr geschrieben. Es mußte sehr schlimm um Sympher gestanden haben ...

Sympher, fügte Scharnhorst hinzu, hat das getan, was Scharnhorst manchmal selber tun wollte und nicht tun konnte. Und Scharnhorst benannte nun seine Empfindungen genauer, die der Krieg in ihm weckte, eine Mischung von Zorn und tiefster Verzweiflung. Die von unserer Armee begangenen Grausamkeiten, sagte Scharnhorst, die Schrecken der Verwüstung, der Anblick der jammernden unschuldigen Menschen neben ihm versetzten ihn in unerträgliche Traurigkeit.

Wilhelm fühlte sich von der Erzählung des Vaters verwirrt. Er suchte ihn zu verstehen. »Aber du bist doch Soldat«, sagte er hilflos, »das ist dein Beruf!«

»Ich habe ihn nicht frei gewählt. Ich wäre eher zum Gelehrten geboren. Mein Vater wünschte für mich das, was man den Weg der Ehre nennt. Soldaten ergeht es wie den Theologen. Wenn sie das wirklich sein wollen, was von ihnen gefordert wird, müssen sie zuvor ihren Verstand aufgeben. Für einen empfindsamen Mann, Wilhelm, ist Krieg entsetzlich. Du stehst es nur durch, wenn du dich so viel als möglich betäubst, alle guten menschlichen Empfindungen unterdrückst. Und wie zum Raubtier wirst.«

Immer tiefer verstört, ist Wilhelm dem Geständnis des Vaters gefolgt. Kein Wort vom ehrenvollen Tod fürs Vaterland. Soldaten grausame Tiere. Wie kann der Vater das Soldatsein so verachten und dennoch Soldat bleiben?

»Und du hast nie daran gedacht, Abschied zu nehmen von dieser verhaßten Existenz?«

»Das habe ich mich oft selbst gefragt. Und ebenso oft beschlossen, es zu tun. Aber ich konnte es nicht. Ich bin – –«

Scharnhorst schien nachzudenken, ob er die letzte Offenbarung über sein Ich wagen solle, gegenüber einem Sohn, der seinem Vater anscheinend ratlos gegenüberstand. »Mein Leben«, sagte er schließlich, »ist ein ewiger Kampf zwischen Vernunft und Ehrgeiz. Bald beherrscht mich das eine, bald das andere. Der Krieg hat mich für ein friedliches Leben verdorben. Der junge Mensch, mußt du wissen, ist biegsam, wie ein junger Baum. Man kann ihm jede Gestalt aufzwingen. Je älter er wird, desto mehr verhärtet er, er kann Mißwuchs nicht mehr ausgleichen, erstarrt in seiner Verkrüppelung. In einem seiner Gedichte nannte Young die Erde das große Irrenhaus des Universums, wo die Vernunft in Aberwitz verfällt. Ich sehe mich als einen Menschen, den hat es geistesgesund in ein Irrenhaus verschlagen. Und dort wird er festgehalten, weil er nicht nachweisen kann, daß er noch seinen Verstand besitzt. Oder glaubst du, diese Welt sei die beste aller möglichen Welten? Leibniz hat es zwar bewiesen, aber ich kann es nicht begreifen.«

»Und was willst du oder was kannst du tun in dieser unvernünftigen Welt?«

»Was Robespierre gelang: Ein ganzes altes verderbtes System mit einem einzigen Sprung hinter sich zu lassen, das bringen wir hier nicht zustande. Was ich tun kann? Das Tier im Menschen zu töten versuchen. Ungerechtigkeiten mindern.

Unvernünftiges in Frage stellen. Das Ärgste verhindern. Alles in allem: nicht den ganzen Sprung wie Robespierre, nur kleine Schritte, Schrittchen, eins nach dem andern, hinaus aus dem Irrenhaus.«

Mayer schloß sein Plädoyer: »Ich hoffe, meine Damen und Herren, Sie haben nun ein etwas anderes Bild von Scharnhorst, dem melancholischen preußischen Reformer, gewonnen, ein anderes Bild, als es uns Herr Müller in ignoranter Simplifizierung gab.«

Die Regierungsfraktion erbat eine Unterbrechung, um sich zu beraten. Als nach einer ungebührlich langen Pause die Sitzung fortgesetzt wurde, nahm der Abgeordnete Müller-Schwartzbrodt wiederum das Wort: »Die Fraktion wiederholt ihren Antrag, den Namen Scharnhorst-Straße zu tilgen. Die Ausführungen des Herrn Mayer-Rottlicht haben uns erst recht davon überzeugt, daß Scharnhorst keinen Platz in unserem Gedächtnis beanspruchen kann. Scharnhorst, der Soldaten als Menschen ohne Verstand bezeichnete, die nur in seelischer Betäubung ihren Auftrag erfüllen könnten, die grausamen Tieren gleichzusetzen seien – meine Damen und Herren, wo ist da noch ein Unterschied zu jenem berüchtigten Satz von Tucholsky, Soldaten seien – nun, Sie kennen ja das inkriminierte Wort. Einem solchen unzeitgemäßen und schädlichen Pazifismus geben wir in unserer Stadt keine Chance. Die Scharnhorst-Straße ist deshalb in Reichspräsident-Paul-von-Hindenburg-Straße umzubenennen.«

Da die Fraktion Müllers, so beendete mein Freund seinen Augenzeugenbericht, die absolute Mehrheit besaß, wurde ihr Antrag mit absoluter Mehrheit angenommen. Augenzwinkernd fügte er hinzu, die Kosten für die Entfernung der alten und die Herstellung und Befestigung der neuen Straßenschilder seien verhältnismäßig gering gewesen gegenüber dem moralischen Gewinn dieser Maßnahme.

ZWEIFELN, NICHT VERZWEIFELN

Als der alte Mann in der Nacht des 9. August 1881 aus Paris einen Brief an den Freund in London schrieb, vertraute er ihm darin auch seine gegenwärtigen Kümmernisse an: Schulden erneut durch die Reise nach Paris, Tochter Eleanor wieder einmal in einer schweren depressiven Nervenkrise, das Krebsleiden seiner Frau im letzten tödlichen Stadium, die entsetzlichen Schmerzen könnten nur noch durch Morphium gemildert werden.

Gewohnt, vor der Welt männlichen Gleichmut zu beweisen, gab Marx nur selten seinem seelischen Ungleichgewicht Ausdruck. Wenn er also heute Engels schrieb, er liege Nacht für Nacht schlaflos vor Angst, war nicht daran zu zweifeln, daß er sich tatsächlich in einem äußerst verdüsterten Zustand befand.

Ein Ereignis allerdings verschwieg Marx dem Freund. Im Brief gibt es neben den genau benannten pekuniären und familiären Bedrängnissen noch die dunkle Andeutung »von mancher sorglichen Aufregung während des Tages«. Welche Aufregung meinte Marx, warum ging er, der sonst so Detailbesessene, nicht näher darauf ein? Wir haben eine Vermutung. Es war ein verstörendes Erlebnis, das sich nur aus den Umständen seines Pariser Aufenthaltes erklären läßt.

Es mag befremden, daß der vierundsechzigjährige Marx mit seiner sterbenskranken Frau Jenny diese Reise von seinem Londoner Heim nach Paris unternommen hatte. Trotzdem sind die Gründe dafür verständlich, sie mögen politischer wie sentimentaler Natur gewesen sein. Politischer Natur, weil Marx hier Gespräche mit führenden Leuten der Pariser Kommune führte, die die blutige Niederschlagung der Revolution überlebt hatten und nach der Amnestie wieder aus der

Emigration nach Paris zurückgekehrt waren. Und sentimentaler Natur, weil diese Stadt Erinnerungen an alte Zeiten weckte, als Marx und Jenny, jung verheiratet, hier ihr Domizil bezogen und die Welt noch auf sie, die prometheischen Befreier der Menschheit von Ausbeutung und Sklaverei, zu warten schien. Ach, auch wenn sich das Paris jener Frühlingshoffnung nach vierzig Jahren verändert hatte, es war doch, wenn auch überschattet nun von der Ahnung nahen Todes, das Paris ihrer romantischen Liebe und kühnen Träume geblieben.

So waren die beiden an diesem warmen Sommertag im offenen Wagen durch die Avenuen und Boulevards gefahren, hatten ein Café besucht und ihr Gedächtnis nach verblichenen Eindrücken erforscht: Weißt du noch, damals ...

Anfangs hatte die Erinnerungsfahrt Jenny in wehmütige Erregung versetzt, später jedoch immer mehr ermüdet. Sie wünschte, den Ausflug abzubrechen und morgen fortzusetzen. Marx brachte seine Frau nach Argenteuil zurück, wo sie bei Tochter Jenny und Schwiegersohn wohnten. Beruhigt, daß seine Frau bei der Tochter gut aufgehoben sei, verabschiedete er sich von ihr, er habe noch einen Besuch vor. Jenny war zu erschöpft, um genaue Auskunft zu erfragen, und bat ihn nur, nicht zu spät heimzukommen.

Es muß am Samstag, dem 6. August, gewesen sein, an dem wir Marx auf seinem frühabendlichen Weg begleiten. Wiederum hatte er eine offene Kutsche gewählt. Die Pflastersteine dunsteten die tags gespeicherte Sonnenglut aus. Marx hatte den Hut abgesetzt, der laue Wind strich durch das schulterlange Haar und den Bart.

Der Wagen verließ den Vorort Argenteuil, überquerte die Seine und fuhr den Hügeln von Montmartre entgegen. Er kam nur langsam voran, der milde Wochenendabend füllte die Straßen mit Kutschen, Spaziergängern, flanierenden Liebespaaren, mit Händlern und Betrunkenen. Wie ein ewiger Jahrmarkt, dachte Marx, und: Ist alles bereits vergessen?

Auf dem Boulevard Montmartre ließ er halten und kaufte an einem Blumenstand eine purpurfarbene Nelke. Er kürzte den Stiel, steckte sich die Blüte gentlemanlike ins Knopfloch des Überrocks und stieg wieder in den Wagen. Zum Père Lachaise! rief er dem Kutscher zu.

Ob Monsieur noch den Friedhof besuchen wolle, fragte der Kutscher und zog seine Uhr. Wenn man dort ankomme, werde der Friedhof nicht mehr geöffnet sein.

Und so war es dann auch. Als der Wagen schließlich an der Porte du Repos hielt, erschien gerade hinkend ein Friedhofswärter und schickte sich an, das Tor abzuschließen. Der Mann wirkte befremdlich mit seinem bartlosen bleichen Gesicht und den höhlenhaften Augen – als sei er selbst einem Grab entstiegen. Sein linkes Bein endete, vom Knie an abwärts, als hölzerner Stumpf.

Bedauernd blickte der Kutscher seinen Fahrgast an. Vielleicht, meinte er, sei der Pförtner gegen ein gutes pourboire bereit, ihn doch noch einzulassen. Er verhandelte leise mit dem Hinkenden und kehrte dann zu Marx zurück: »Monsieur Varlin erwartet Sie«, und es klang, als gewähre Majestät eine Audienz. Marx bezahlte den Kutscher und bat ihn, am Südtor auf ihn zu warten.

Am Südtor? fragte der Kutscher, nicht wieder hier?

Nein, an der Porte de la Réunion.

Die Kutsche setzte sich in Bewegung, Varlin winkte dem späten Besucher, einzutreten. Mit einem Silberfranc erwarb sich Marx den merkwürdig zurückhaltenden Dank des Pförtners. Varlin verschloß das Tor hinter ihm. »Sie wissen, Monsieur, daß ich gegen die Vorschriften verstoße.«

»Ich bin in Ihrer Schuld, Monsieur.«

Der Pförtner hängte sich den Schlüsselbund an den Gürtel

und griff nach seinem Krückstock. Auf den Stab gestützt, blickte er seinen Gast fragend an. Ob Monsieur besondere Wünsche habe? Gräber bedeutender Persönlichkeiten? Molière, Marschall Ney, Caroline Bonaparte, Chopin, Balzac?

Nein, erwiderte Marx, er beabsichtige nur einen Rundgang. Komme man an der einen oder andern ehrwürdigen Grabstätte vorbei, sei ihm das recht.

»Ein Rundgang«, rief der Pförtner, »nur einen Rundgang! Das dauerte Stunden! Monsieur, Sie haben eine völlig falsche Vorstellung von diesem Friedhof! Der ist wie eine Stadt, mit guten Vierteln und mit schlechten. Mit Boulevards und Avenuen, Plätzen und Gassen, mit Prunkpalästen und Erdhügeln. Bald wird es dunkel, Sie würden sich verirren. Jetzt ist nur noch ein verkürztes Besuchsprogramm möglich. Ich werde Sie führen.«

»Sie sind gehbehindert, ich möchte Ihnen keine Beschwerden bereiten.«

»Mein Hinkebein hält schon Schritt. Es ist aus elastischem Holz.«

»Ein Unfall?«

»Eine Kriegsverletzung. Wollen Sie mir bitte folgen?« Varlin gab die Richtung an. »Geradeaus bitte, die Avenue Principale.«

Bei jedem Schritt klirrte der Schlüsselbund an Varlins Gürtel. Sein Holzbein knarrte. Ob er Schmerzen hat? dachte Marx. Er fühlte sich dem Invaliden für seine Hilfsbereitschaft verpflichtet. Sie zurückzuweisen hätte ihn beleidigt. Und doch wäre er lieber allein durch die Gräberstadt gegangen.•

Der Friedhofswärter suchte ein Gespräch. Obwohl Monsieur wohl ein Fremder sei, spräche er vorzüglich unsere Sprache.

Monsieur erklärte, er habe vor Jahrzehnten in Paris gewohnt.

Ja, bemerkte Varlin, wer einmal hier war, der kehrt immer wieder zurück.

Dieser tiefsinnig gemeinten Erfahrung hatte Marx nichts hinzuzufügen.

Schweigend gingen sie weiter. Dann, genötigt anscheinend, seinem Begleiter für das gute Trinkgeld auch Unterhaltung zu bieten, begann Varlin, etwas über die Geschichte des Friedhofs zu erzählen.

Das Gelände des Père Lachaise hatte ursprünglich den Jesuiten gehört. Der Pater Père de la Chaise, Beichtvater Ludwigs XIV., hatte darauf ein Erholungsheim für die Ordensherren bauen lassen. Nachdem 1763 der Jesuitenorden verboten worden war, hatte die Stadt Grund und Boden übernommen und einen Friedhof angelegt, den größten in Paris. Er wurde nach dem Pater de la Chaise benannt.

Mit jedem Schritt gelangten sie tiefer in diese einsame Welt, die doch so dicht, wenn auch nur unterirdisch, bevölkert war. Hinter Rhododendrongehölz erhoben sich weiße Marmormonumente und Säulen. Engel mit ausgebreiteten Flügeln wiesen mit emporgestrecktem Arm die Seelen der Toten himmelwärts. Kreuze aus Stein, aus Holz, rostzerfressene Eisenkreuze, zerfallene Gitter, verwitterte Skulpturen, zerbrochene Grabsteine, Gedenktafeln mit goldener Inschrift, die längst vergessene Verdienste rühmten, Trauerweiden zwischen den Gräbern, Zypressen, efeuumrankte Birken. Krähenschwärme, die lärmend ihre Schlafbäume umflatterten. Manchmal tauchte eine verwilderte Katze auf und verschwand lautlos im Dikkicht.

Marx überlegte, ob er jetzt Varlin den wirklichen Zweck seines Besuches offenbaren sollte. Er wollte nicht weiter ins Ungewisse gehen, nicht länger hier verweilen, als es für seine Absicht notwendig war. Friedhöfe bereiteten ihm ein natürliches Unbehagen. Er sah seine toten Kinder, Guido, Franziska,

Edgar, er sah sich an Jennys Grab stehen, sah sich selber, abgesargt von allen Eindrücken der Welt, er wollte nicht an den Tod denken und war doch hierher zu den Toten gekommen.

»Linker Hand liegt der Komponist Rossini«, sagte der Hinkende, »gleich daneben Baron Haussmann, der Architekt des modernen Paris.«

Und weiter, Schritt um Schritt, Krähengeschrei, die Geisterstimme einer Katze, Schlüsselklirren, das monotone Stapfen des Holzbeins.

Wegkreuzungen. Sie verließen die Hauptstraße und bogen schließlich auf die Avenue St. Morys ab. Varlin wies auf ein imposantes Grabmal. »Adolphe Thiers!« rief er aus, und es war, als künde er einen berühmten Stierkämpfer an oder Artisten. »Wenn Monsieur heimkehren, können Sie sich rühmen, Thiers' Grab gesehen zu haben!« Thiers, so fügte er hinzu, im Jahre 1871, nach dem Sturz des zweiten Kaiserreiches, Präsident der République Française.

»Und Schlächter der Kommune«, ergänzte Marx.

Als hätte ein Blitz die dunklen Augen Varlins durchzuckt – Marx zog es vor, die patriotische Gesinnung des Invaliden nicht weiter herauszufordern. »Nun, gehen wir weiter!«

Varlin starrte ihn an, irgendetwas mußte mit ihm geschehen sein. Schließlich sagte er, es sei schon spät, wir sollten jetzt umkehren.

Nein, erwiderte Marx, er habe sein Ziel noch nicht erreicht. Er wolle zur Mur des Fédérés.

Varlin schloß die Augen. Ein Vorhang fiel vor eine peinvolle Szene. »Monsieur, ich bitte Sie, mich nicht zu provozieren.«

»Ein Gang in jene Friedhofsecke – damit soll ich Sie provozieren?«

»Monsieur, die Mur des Fédérés ist Sperrgebiet! Ver-bo-tene Zone, verstehen Sie? Besichtigung nur in Begleitung eines

Polizisten möglich. Monsieur wollen mich verleiten, gegen diese Verordnung zu verstoßen.«

»Warum sollte ich das, Varlin?«

»Warum, warum. Um meine Gesetzestreue zu überprüfen. Und selbst, wenn Monsieur – verzeihen Sie mir – kein agent provocateur sind, es braucht uns nur ein Kollege auf dem Gang dorthin zu erblicken – ich bin städtischer Angestellter. Und heutzutage verliert man rasch seine Arbeitsstelle, Monsieur, beim geringsten Verdacht, nicht loyal zu sein. Und ich bin ein loyaler Bürger, das können Sie mir glauben!«

Die Fieberkurve der Angst. Marx hatte mitleidig ihren Anstieg verfolgt. Er wollte diesen ohnehin schwer behinderten Mann nicht gefährden. Er möge sich nicht ängstigen, sagte er, und ihm den Weg zur Mauer beschreiben, er wolle dann allein weitergehen.

Dieser Vorschlag beunruhigte Varlin nicht weniger. Man werde ihm vorwerfen, seine Aufsichtspflicht verletzt, möglicherweise sogar eine staatsfeindliche Demonstration unterstützt zu haben. Immer wieder stieß er sein Holzbein in den Erdboden, während er verzweifelt nachdachte, wie er sich verhalten sollte. Monsieur, flehte er, möge doch von seinem Vorhaben absehen.

Aber Monsieur war dazu nicht bereit. Da sich Varlin nicht entscheiden könne, sagte er, wolle er jetzt einfach weitergehen. Die Mauer liege im Südosten, er werde sie, mit einem Blick auf den Stand der Sonne, schon finden.

Verließ Varlin und bog an der nächsten Kreuzung in die vermutete Richtung ab. War noch nicht lange gelaufen, unter Krähengeschrei und den hohlen Rufen der Holztauben, als er hinter sich das Stapfen des Holzbeines vernahm. Er blickte sich um, Varlin näherte sich mit atemlosen Seufzern. Danke, sagte Marx, als sich Varlin schließlich an seiner Seite befand, er wisse seinen Mut zu schätzen.

Sie gingen weiter, stumm, bis sie die Avenue Circulaire erreichten.

»Es war ein Regentag damals, nicht wahr?« fragte Marx, ohne Varlin anzublicken.

»Wann, damals, Monsieur?«

»Am 28. Mai, vor zehn Jahren.«

Marx schien es, als könne er den harten Herzschlag des Mannes hören. Varlin brauchte Zeit, bis er zu einer Antwort fand. »Ja, es regnete, unablässig regnete es, und der Regen war mit Asche gemischt. Die Stadt brannte ja bereits seit Tagen. Und dann dieser Regen. Er rann in schwarzen Bächen von unsern Gesichtern. Auf diesem Weg, Monsieur, den wir jetzt gehen, auf diesem Weg kämpften wir uns vorwärts, gegen die letzte Garde der Kommunarden, die sich hierhin zurückgezogen hatte. Unsere Artillerie beschoß vom Montmartre aus den Friedhof und hatte unsern Angriff gut vorbereitet. Wir waren in der Übermacht. Fünftausend Mann Regierungstruppen gegen einige hundert Kommunarden. Trotzdem war es ein mörderischer Kampf.«

»Sie gehörten zu den Truppen von Thiers?«

»Des Schlächters der Kommune, wie Monsieur zu sagen beliebten.«

Varlin setzte sich schwer atmend auf eine zerbrochene Marmorbank. Bilder bedrängten ihn, die Marx nur ahnen konnte, Sterbeszenen einer Revolution. Der Krieg zwischen Deutschen und Franzosen hatte mit einem deutschen Sieg geendet. Kaiser Louis Napoleon III. war gestürzt, Frankreich zur Republik erklärt und Thiers zum Präsidenten gewählt worden. Nur Paris widersetzte sich der Eroberung durch die deutschen Truppen. In einer revolutionären Erhebung rief das Volk von Paris die Kommune aus. Und die Feinde von gestern schlossen sich zusammen, um die revolutionäre Frühgeburt zu erwürgen, die von den Pariser Proletariern geschaffene erste freie Assoziation, die demokratische Republik der Arbeiter. Unterstützt von den deutschen Besatzern, durfte Thiers die Reste der geschlagenen französischen Armee gegen Paris einsetzen.

Varlin blickte von der Marmorbank empor. »Paris fiel nicht im Sturm, Monsieur, glauben Sie das nicht. Mit unserer gewaltigen Übermacht hätten wir die Stadt in wenigen Stunden erobern können. Aber wir nahmen uns Zeit, viel Zeit. Wie eine blinde Riesenmaschine rückten wir langsam vor, nahmen einen Stadtteil und machten Pause. Nicht, um uns zu erholen, nein, um in Ruhe unsere Gefangenen zu töten. Diese Rache war notwendig, Monsieur. Es durfte einfach nicht geduldet werden, was die Kommune tat. Daß die Arbeiter die Werkstätten und Fabriken in ihren Besitz nahmen! Daß sie die Beamten wählen und auch wieder absetzen durften! Daß die Mitglieder der Regierung keinen Sou mehr Lohn erhielten als ein Facharbeiter! Daß die Reichen die Hauptlast der Steuern tragen sollten und die Menschen keine Wohnungsmiete mehr zu bezahlen brauchten! Stellen Sie sich das doch einmal vor, Monsieur, eine solche verkehrte Welt! Und diese wahnwitzigen Ideen, so fürchtete Thiers zu Recht, würde man den Parisern nicht so ohne weiteres wieder aus ihren Köpfen austreiben können. Es sei denn, man machte ihre Köpfe kaputt. Ach, Monsieur, das werde ich nie vergessen, wie unsere Tötungsmaschinerie sich vorwärtswälzte durch Paris. Tote, wohin das Auge blickte, in allen Stellungen, auf Türschwellen, im Straßendreck, im Fluß treibend. Und über allem die gleißende Maisonne, wir schwitzten bei unserer mörderischen Arbeit, und der heiße Sturm der Feuersbrünste brannte in unsere Augen. Aber wir zogen das Netz immer dichter, drängten die Kommunarden auf immer engerem Raum zusammen. Thiers hatte unerbittliche Vergeltung verkündet, und die Kommunarden wußten, es gab kein Entrinnen für sie. Und da dachten sie wohl, sollen wir sterben, dann ganz Paris. Paris verfiel dem Wahnsinn. Die Häuser, die

Paläste, Theater, Ministerien, das Rathaus, die Tuilerien brannten, selbst die Seine, Monsieur, die blutverfärbte Seine, brannte! Brennendes Petroleum hatte sie in flüssiges Feuer verwandelt. Und dazu krachte die Kanonade, rollte das Gewehrfeuer wie ein Gewittersturm von Straße zu Straße. Und dann begann es zu regnen. Das Blutbad setzte sich fort im dicken Nebel, der das Geschrei der Sterbenden verschluckte. Am 27. Mai waren die letzten Reste der Aufständischen auf die Buttes-Chaumont und den Père Lachaise zurückgeworfen. Es war sechs Uhr abends, als nach einer pausenlosen Kanonade unsere Trompeter zum Angriff bliesen. Es klang mir wie die Posaunen des Jüngsten Gerichts. Mit drei Brigaden stürmten wir voran, an der Spitze die Marineinfanterie. Wir brachen in den Père Lachaise ein, wo sich einige hundert Kommunarden verschanzt hatten. Wir waren in der Übermacht. Aber die Angst vor der Vergeltung gab ihnen übermenschliche Kraft. Auf den Avenuen der Totenstadt kamen wir nur langsam voran. Inzwischen war die Nacht hereingebrochen, aber der Feuerschein der brennenden Stadt leuchtete uns. Von Grab zu Grab kämpften wir uns vorwärts, Mann gegen Mann, mit der blanken Waffe. Wir töteten, die Kommunarden töteten, es gab keinen Pardon. Selbst in den offenen Gräbern setzte sich der Kampf fort.«

Varlin schwieg plötzlich. Zusammengesunken hockte er auf der Steinbank, als hätte er sich mit seinem Bericht völlig erschöpft. Dann hob er den Kopf und wies auf die säulenumstandene Pforte einer Gruft. »Eine Granate hatte sie aufgerissen, die Grabkammer lag frei. Im Handgemenge erhielt ich einen Bajonettstich ins Bein. Ich stürzte in die Gruft hinab. Über mir drei Etagen voller Särge. Ich blutete viehisch, versuchte mir die Wunde abzubinden, verlor das Bewußtsein. Wenige Stunden später hatten unsere Regierungstruppen den Friedhof in der Hand. Ich wurde gerettet, das Bein mußte amputiert werden.«

Varlin erhob sich. »Gehen wir, Monsieur, es sind nur noch wenige Schritte.«

Und bald erreichten sie den verbotenen Ort, dort, wo die Avenue Circulaire nach links abbiegt und mit der dahinterliegenden Friedhofsmauer einen toten Winkel bildet. Es ist eine sehr hohe Mauer, aus wuchtigen Steinquadern zusammengefügt.

»Die Mur des Fédérés«, sagte Varlin. »Hier wurden die gefangenen Kommunarden aufgestellt und reihenweise erschossen. Und gleich verscharrt. Es sollen an die hundertfünfzig gewesen sein. Wir stehen jetzt genau über dem Massengrab, Monsieur.«

In den Mauersteinen erblickte Marx die Einschußlöcher der Geschosse. Und er hörte die Todessalven des Pelotons, und er sah die Leichen übereinanderfallen. Und die Robinien daneben, wahrscheinlich blühten sie gerade.

Er hatte es erwartet, dieses Gefühl, aber er hatte nicht erwartet, daß es ihn mit solcher Gewalt überkam. Ein Gefühl, das er nicht benennen konnte, Trauer und doch keine Trauer nur, Entsetzen und mehr auch als Entsetzen, auch Haß, auch Mitleid, es war alles in allem. Er wußte die Namen der Toten nicht, nicht, was sie vorgehabt hatten und was sie zurückließen. Er ahnte ihre Hoffnung auf ein gänzlich neues Zeitalter und ihre Angst im Augenblick der Exekution.

Sie sind tot, und ich lebe. Als hier gestorben wurde für die Revolution, habe ich fern in London am Schreibtisch gesessen und die letzten Zuckungen der Kommune analysiert, ihre Errungenschaften und ihre Fehler, Gewinn und Verlust berechnet für die internationale Bewegung des Proletariats. Wie leicht floß mir das Wort aus der Feder: Revolution. Revolutionen werden von Massen gemacht und getragen, ja, aber jeder in der Masse hat ein Gesicht, einen Namen, eine Geschichte. Und selbst eine gescheiterte Revolution hat ihre Topographie, eine davon ist die Erschießungsmauer des Père Lachaise. Was hat der Schriftsteller Karl Marx getan, dachte Marx, was hat er getan für die hier unter seinen Füßen? Was? Anfangs gewarnt vor einem aussichtslosen Aufstand. Und als er ausbrach: Aufrufe verfaßt zur Solidarität mit der Kommune. In Zeitungsartikeln Lügen über die Kommune widerlegt. Flüchtlingshilfe ins Leben gerufen.

Zu wenig alles, zu wenig, Marx! Letzten Endes nur die Massengräber der Revolution mit dem Leichentuch der Abstraktion zugedeckt.

Aber selbst mit dem Gewehr in der Hand hätte ich die Revolution nicht retten können! Meine einzige Waffe waren Papier und Feder. Das Dilemma des Ideologen.

Marx blickte sich um. Er stand allein vor der Mauer. Varlin hatte sich auf die Marmorbank zurückgezogen.

Marx nahm die purpurne Nelke aus dem Knopfloch, trat an die Mauer und steckte die Blüte in ein Einschußloch. Dann verabschiedete er sich still von den Toten.

Als er die Bank erreichte, erhob sich Varlin. Er wischte sich mit dem Handrücken übers Gesicht und konnte doch nicht die Tränen verbergen. »Wer sind Sie, Monsieur?« fragte er verstört.

»Karl Marx. Ein Schriftsteller aus London.«

Varlin schüttelte den Kopf. Der Name sagte ihm nichts. »Die Nelke, Monsieur! Warum?«

»Für die Toten.«

»Sind Sie wirklich nur Schriftsteller, Monsieur?«

»Waren Sie wirklich bei den Regierungstruppen? Sie haben Ihre Verachtung für die Kommune schlecht gespielt. Sie waren Kommunarde.«

Varlin nickte. »Es wird dunkel. Gehen wir.«

Sie schlugen den Weg zur nahen Porte de la Réunion ein. »Ein Marineinfanterist hatte mich verwundet. Ich stürzte tatsächlich in die Gruft hinunter, verbarg mich in einem zerfallenden Sarg. Schleppte mich in der nächsten Nacht hinaus, meine Mutter versteckte mich unter einer Falltür im Keller. Mein Bein wurde brandig, es mußte amputiert werden, von einem meiner Familie wohlwollenden Arzt. Noch immer raste der Terror durch Paris. Blutige Wochen, überfüllte Friedhöfe, Leichenhaufen in den Straßen und Parks. Massengräber, eilig zugeschaufelt. Ein Pesthauch über der ganzen Stadt. Und neben dem ungezügelten Terror, den blinden gesetzlosen Exekutionen, die langsam anlaufende Maschinerie der Gerichte, die Blitzverhöre der Verdächtigungen, die beiden möglichen Urteile: Tod oder Deportation. Ich hatte das unvorstellbare Glück, jene Wochen zu überstehen und in der Provinz unterzutauchen. Nach der Amnestie erhielt ich die Anstellung als Friedhofswärter und werde damit hoffentlich alt werden. Manchmal gelingt es mir schon, an der Mauer vorbeizugehen, ohne etwas zu empfinden.«

»Trotzdem sah ich vorhin Tränen.«

»Ich sagte, *manchmal* gelingt es mir schon.«

»Auch wenn eure Revolution gescheitert ist, Varlin, sie ist das Vorbild für alle künftigen.«

»Ach Monsieur, künftige! Ich sage Ihnen, nicht in hundert Jahren mehr. Und wollen Sie wissen, warum? Das sagt Ihnen ein alter Kommunarde: Die Kommune selber hat das Recht verspielt, Vorbild für die Zukunft zu sein. Auch wir haben uns zu Wahnsinnstaten hinreißen lassen, als unsere Niederlage unausweichlich war. Da glaubten einige unserer Chefs, nun müßten wir der Kommune ein gigantisches Grab bereiten, Mord mit Mord erwidern, da man doch uns wie Tiere niedermetzelte. Auch wir haben gemordet, Monsieur, unschuldige Geiseln, Priester, den Erzbischof, den Senator Bonjea und andere Leute von einiger Bedeutung. Irgendwann ist dabei der Glaube meines Lebens zusammengebrochen. Wir haben uns selbst entwürdigt. Alle, auch die, deren Hände rein geblieben waren, traf der Fluch des Volkes. Wir haben das Glück der Mehrzahl gewollt und es für lange lange Zeit verzögert. Wir sind an der Pforte, Monsieur. Dort steht Ihr Wagen. Leben Sie wohl.«

Varlin wandte sich um und stakste davon, als schäme er sich seiner letzten Worte.

Marx stieg in die Kutsche. Er fuhr in den Abend hinein, über den Montmartre zurück, durch Lichter und Musik und Gelächter, und er zwang sich, Varlin mit seiner verzweifelten Hoffnungslosigkeit zu vergessen. Er wiederholte sich seine Erkenntnis, daß es nicht darauf ankomme, was die Arbeiterklasse über sich selbst denke, sondern was sie unter bestimmten geschichtlichen Verhältnissen zu tun einfach gezwungen sei. Er versuchte, die Toten an der Erschießungsmauer auferstehen zu lassen, als Vollstrecker historischer Notwendigkeit. Welcher Heroismus, bestätigte er sich, welche Initiative, welche Aufopferungsfähigkeit unserer Pariser Genossen – wenn sie auch den Wölfen, Schweinen und gemeinen Hunden der alten Gesellschaft unterlagen. Vergleiche ich mit diesen Himmelsstürmern von Paris die Himmelssklaven des deutsch-preußischen heiligen römischen Reiches mit seinen postumen Maskeraden, duftend nach Kaserne, Kirche, Krautjunkertum – nein, die Geschichte kennt kein ähnliches Beispiel ähnlicher Größe.

Der Wagen überquerte die Seine. Nun dachte Marx doch wieder an Varlin. Du darfst zweifeln, hätte er ihm antworten müssen, aber nicht verzweifeln! Unsere Generation gleicht den Juden, die Moses durch die Wüste führte. Durch die Wüste. Aber in eine neue Welt. Und doch durch die Wüste.

DER ALPTRAUM

Gleich nach der unvorhergesehenen Begegnung mit dem Traumdeuter entschloß sich der Herzog von Lauenburg, sie in seinen Memoiren, an denen er seit Jahren arbeitete, keinesfalls zu erwähnen. Bliebe jenes Gespräch nicht sein dreifach versiegeltes Geheimnis, könnten für ihn vielleicht wieder Zeiten anbrechen, da die Menschen, statt ihn in Weihrauch zu hüllen, vor ihm ausspuckten.

Allein diese Befürchtung, das mußte er sich eingestehen, zeigte ihm, wie tief ihn jener unheimliche Fremde verstört hatte. Ich bin in Gefahr, sagte sich der Herzog, seinen Erklärungen zu glauben. Das wäre ein tödlicher Stoß für mein Selbstbild. Nein, kein Wort in meinen Erinnerungen über jenen peinlichen Vorfall.

Es war, wie die Kurnachrichten von Bad Kissingen meldeten, an einem Nachmittag im September 1893, als der Herzog, gerade von einer Lungenentzündung genesen, zum ersten Mal das Krankenbett verlassen hatte. Seit Juli befand sich der Achtundsiebzigjährige hier in Bad Kissingen zur Kur, hatte sich mit Solebädern und Brunnen gekräftigt, aber durch die Lungenentzündung einen schlimmen Rückschlag erlitten, der ihn körperlich und seelisch geschwächt hatte.

Heute also, an diesem sonnigen Herbsttag, hatte der Greis anspannen und sich von seinem Diener Sebastian zur Gaststätte »Theresienbrunnen« kutschieren lassen. Die Fahrt war wie immer nicht unbemerkt geblieben. Die Kurgäste, die schon von ferne das offene Gefährt und die hünenhafte Gestalt im schwarzen Gehrock, einen Schlapphut auf dem Kopf, erkannten, hatten sich der Straße zugewandt und, soweit es Herren waren, ehrfürchtig vor dem vorbeifahrenden Herzog ihre Häupter entblößt und mit gebeugtem Rücken Rufe der Hochachtung ausgestoßen. Und die Damen, stolz über die Gnade, des Anblicks der hohen Persönlichkeit teilhaftig geworden zu sein, winkten, während ein feuchter Schimmer von Liebe in ihren Augen erschien, dem Herzog mit ihren Seidentüchlein zu.

Welch eine Fülle von Huldigung, hatte der Herzog gedacht, auch mehrmals die Hand erhoben, um dem Beifall zu danken, und war dann, an Wehners »Theresienbrunnen« angelangt, heiterster Stimmung ausgestiegen.

In dieses Lokal, dessen Besitzer er erst kürzlich mit einem Silberpokal beschenkt hatte, kehrte der Herzog gern ein. Hier, an einem Ecktisch, die Wand im Rücken, trank er Sekt, wechselte dann gelegentlich zu Kognak über und hüllte sich, schweigend manchmal, manchmal mit dem Wirt oder einigen Gästen plaudernd, in den Rauch seiner Meerschaumpfeife.

So mag es auch an diesem Septembernachmittag gewesen sein, an dem, von der Welt unbemerkt, die denkwürdige Begegnung stattfand, die den Herzog noch Jahre danach vor seinen eigenen seelischen Abgründen erschauern ließ. Der Tag war sonnig, die Gaststube leer, fast leer. Nur ein einziger Gast saß am Fenster, unweit des Ecktisches, an dem sich der Herzog niedergelassen hatte. Soeben hatte Herr Wehner eine Flasche Kupferberg Gold entkorkt und dem Herzog eingeschenkt. Der leerte das Glas in einem Zug, ließ sich nachfüllen und begann, die Tabakpfeife zu stopfen. Auf Herrn Wehners Frage, wie das Befinden Ihrer Durchlaucht nach so schwerer Krankheit sei, antwortete der Herzog, am Tage ginge es wohl an, aber die Nächte, Wehner, die Nächte! »Ich hasse die Nächte. Und dann die Träume! Ich träume, was ich wachend denke. Und was ich denke – « Mit einem vieldeutigen Lachen brach der Herzog ab.

Der Wirt nickte teilnahmsvoll. »Jaja, Durchlaucht, die

Nächte und ihre Träume.« Er gab Durchlaucht Feuer und zog sich dann hinter den Tresen zurück.

Der Herzog versuchte gerade, einen Saturnring aus Rauch zu formen, als eine Stimme sagte: »Träume sind mehr als nur der Fortsetzungsroman des Tages.«

Der Herzog blickte auf. Es war die Stimme des einzigen Gastes, die in seine Gedanken eingebrochen war. »Soso«, antwortete er, »sie sind mehr. Was sind sie denn noch?«

»Alles«, sagte der Gast. »Wenn Durchlaucht ein Gleichnis gestatten: Träume sind wie das Jüngste Gericht, das ein Urteil über uns spricht. Über das Gute und das Böse in uns.«

»Unsinn!« rief der Herzog, »blanker Unsinn! Was mich am Tag bewegt, sucht mich nachts heim. Verändert manchmal, verzerrt, aber immer noch als Spur des Tages erkennbar.«

»Das will ich nicht abstreiten, Durchlaucht. Aber wenn Sie im Traum fliegen können, über Seen und Schluchten hinweg – was ist damit? Der Mensch ist nun einmal kein Vogel.«

Der Herzog, als rufe er einen Hund, wies mit gekrümmtem Zeigefinger auf einen Stuhl an seinem Tisch. Der gediegen gekleidete Herr erhob sich, mehr belustigt als gehorsam, wie es schien, und nahm gegenüber dem Herzog Platz. Herr Wehner wurde aufgefordert, eine Flasche Kognak zu bringen und einzuschenken.

»Es ist mir eine Ehre, mit dem Herzog von Lauenburg ein Glas zu leeren«, sagte der Fremde und erhob mit knapper Verbeugung das Glas. »Auf Ihre Gesundheit.«

»Herzog!« knurrte der Herzog, »ich hasse diesen Titel.« Und fügte hinzu, man solle Durchlaucht sagen, wie er es gewohnt war, bevor ihm der Kaiser die Herzogswürde verlieh.

Da wir jedoch damit begonnen hatten, Durchlaucht ihren letzten und höchsten Titel zuzusprechen, wollen wir es auch künftig dabei belassen. Der Herzog hatte sein Gegenüber genau gemustert und auch dessen Stimmklang im Ohr behalten.

Er sprach die Vermutung aus, der Herr müsse Österreicher sein.

Ja, bestätigte dieser, er stamme aus Wien.

Ein Geschäftsmann? sinnierte der Herzog weiter. Nein, Geschäftemacher hätten nicht diesen inwendig gerichteten Blick. Höherer Beamter? Unwahrscheinlich bei dieser Ausdrucksweise: Träume glichen dem Jüngsten Gericht. Ein Poet vielleicht?

Nein, erwiderte der Herr, er sei schlichtweg Mediziner.

Mediziner, bemerkte der Herzog achtungsvoll, seien für ihn wie die tägliche Flasche Sekt, die conditio sine qua non seiner Existenz. Leider falle er immer wieder von einem Gesundheitsbankrott in den andern. Magengeschwüre, Ischias, Nervenkrisen, Gesichtsneuralgien, dazu diese quälende Schlaflosigkeit. Ohne Ärzte hätte er längst leiblich und seelisch falliert.

Er hoffe, lächelte der Wiener, Durchlaucht werde ihn jetzt nicht etwa konsultieren, er sei kein praktizierender Arzt, sondern Gelehrter, genauer gesagt, Dozent für Neurologie an der Wiener Universität.

»Und halten Vorlesungen über Träume, wie?« fragte der Herzog sarkastisch.

Vorlesungen? Oh nein, erklärte der Neurologe, nein, so weit sei er noch nicht, endgültige Ergebnisse vorlegen zu können. Er befinde sich noch im Stadium der Forschung.

Der Herzog verkniff sich ein Hohngelächter. Träume erforschen, erwiderte er, das sei, wie Wasser mit einem Sieb zu schöpfen.

Durchlaucht irrten, wandte der Dozent ein, was bis heute über Träume gedacht und geschrieben worden sei, fülle ganze Bibliotheken.

Er könnte Durchlaucht stante pede sechzig, siebzig und mehr Namen nennen, die sich mit Traumforschung beschäftigt hätten, allein aus unserm Jahrhundert Bouché-Lequerc, Jastrow, Delboeuf, Williams und –

Der Herzog winkte ab. Was denn würde all diese Krümelkackerei bringen?

Daß Träume einen Sinn haben, Durchlaucht! Einen verborgenen, der enträtselt werden müsse.

Nun, das könne er nicht so ausschließlich bestätigen, widersprach der Herzog. Da seien doch so viele unsinnige Träume, die sich jeder Erklärung entzögen. Heiße es deshalb nicht auch, Träume seien Schäume? Andrerseits räume er gern ein, daß manche Träume auch sinnvoll seien. Ja, er gehe sogar noch weiter und glaube, daß es sogar Wahrträume gebe, eine Art Vision, die Künftiges prophezeit. Ihm selbst sei in unauslöschlicher Erinnerung, wie er einmal – – –

Der Herzog wandte sich dem Tresen zu und bestellte eine zweite Flasche Sekt. Herr Wehner kam eilfertig dem Wunsch nach. Dann begab er sich wieder hinter den Tresen. Scheinbar gleichgültig, verfolgte er aufmerksam das Gespräch. Wie hatte sich der Herzog in den letzten zwei Jahren verwandelt. Abgeschirmt vorher von Geheimpolizei,ließ er sich jetzt immer öfter in eine Plauderei mit Bürgern, selbst mit unbekannten, ein.

Der Herzog legte die Tabakpfeife zum Erkalten beiseite, zog eine frische aus dem Portefeuille und begann sie zu stopfen. Das plötzliche Verstummen des Herzogs, dachte der Dozent, kann zweierlei bedeuten. Er nahm Abstand von seinem sicherlich impulsiven Entschluß, seinen Wahrtraum zu berichten. Oder er benutzte die Beschäftigung mit der Meerschaumpfeife, um sich innerlich für die Erzählung des Traumes zu sammeln.

Und so war es denn auch.

»Jenen Traum sehe ich noch so deutlich, als sei ich soeben erst aus ihm erwacht. Und dennoch sind seitdem drei Jahrzehnte vergangen.«

Anscheinend überwältigte ihn die Erinnerung dermaßen, daß er vergaß, die gestopfte Pfeife zu entzünden. Geschlossenen Auges rief er die Bilder von damals zurück. »Mir träumte, daß ich mit meinem Pferd über einen Felsenpfad ritt. Rechts Abgrund, links Felsen. Der Pfad wurde immer schmaler, so daß das Pferd sich weigerte. Umkehr oder Absitzen mangels Platz unmöglich. Da schlug ich mit meiner Reitgerte gegen die glatte Felswand und rief Gott an. Die Gerte wurde unendlich lang, die Felswand stürzte wie eine Kulisse und eröffnete einen breiten Weg mit dem Blick auf Hügel und Waldland wie in Böhmen. Preußische Truppen mit Fahnen. Ich erwachte aus dem Traum froh und gestärkt.«

Erwacht nun auch wieder aus dem Bannkreis der Erinnerung, entzündete der Herzog den Knaster und fügte hinzu, der Herr Dozent wisse sicherlich nicht, daß er diesen Traum in seinen schwersten Konflikttagen gehabt habe. »Kein menschliches Auge sah damals einen Ausweg. Vom preußischen König zum Ministerpräsidenten berufen, warf sich mir bald eine Front von Feinden entgegen. Das Parlament verweigerte dem von mir vorgelegten Militäretat die Zustimmung. Aber ich war nicht gewillt, mich der Mehrheit des Parlaments zu unterwerfen. Ich sagte den Herren, die großen Fragen der Zeit würden nicht durch Reden und Majoritätsbeschlüsse entschieden. Das wäre der Fehler von 1848 gewesen. Nein, sie würden entschieden durch Eisen und Blut. Gott weiß, wie nahe der König und ich damals dem Abgrund waren! Man drohte Majestät das Schicksal Ludwigs XIV. an, und auch mir prophezeite man die Guillotine. Ich beruhigte den König: Können wir anständiger umkommen, als die göttlichen Rechte von Majestät mit unserm Blut zu besiegeln?«

»Durchlaucht betrachten jenen Traum als Wahrtraum?«

»Wahrtraum, prophetische Vision, wie auch immer. Er ermutigte mich, den schmalen Pfad zwischen Fels und Abgrund, zwischen Absturz und Sieg, nicht zu verlassen. Ich zertrümmerte den Felsen und entrann dem Abgrund. Selbst das Bild der fahnengeschmückten preußischen Truppen in Böhmen erfüllte sich drei Jahre später, mit dem siegreichen Krieg in Böhmen gegen euch Österreicher. Nun, das ist gottlob längst Geschichte.«

Der Herzog starrte den österreichischen Dozenten an. Seine Augen, dachte der Wiener, haben etwas von einem Seeungeheuer an sich, das uns ebenso herausfordernd wie verständnislos beobachtet. »Wenn Durchlaucht gestatten, äußere ich meine Meinung zu diesem Traum. Ihre Deutung, Durchlaucht, erscheint mir – entschuldigen Sie dieses Wort – zu vordergründig. Das ist erst einmal verständlich. Ihr Traum läßt sich scheinbar ohne weiteres erklären, gleichsam vom Blatt weg übersetzen. Er zeigt ja sofort erkennbare Symbole, stellt sich als Gleichnis dar. Das Gleichnis besagt, der Träumer gerät in Bedrängnis und wird daraus auf wundersame Weise befreit. So haben Sie selbst es interpretiert. Schmaler Pfad, Felswand, Abgrund – das alles weist bildhaft auf die kritische und quälende Situation des Staatsmannes am Vorabend einer wichtigen Entscheidung hin. Die unüberwindlichen Hindernisse verboten Ihnen nicht nur Umkehr und Rückzug, sondern auch das Absitzen – also auf andere Weise, vielleicht zu Fuß langsamer und sicherer als hoch zu Roß weiterzugehen. Ihr Stolz ließ eine solche bequemere, aber auch demütigende Gangart nicht zu. Im zweiten Teil Ihres Traumes wurden Ihre Ängste gleich zweimal beruhigt: symbolisch durch das Verschwinden des Felsens, des steinernen Widerstandes Ihrer Gegner, und durch die Eröffnung eines gangbaren Weges: des gesuchten bestmöglichen Ausweges. Dieser Ausweg ist der Einmarsch der preußischen Truppen in Böhmen. Mir als österreichischem Bürger, Durchlaucht, ist durchaus bewußt, daß Sie den Krieg gegen Österreich als besten Ausweg aus der von Ihnen hervorgerufenen innenpolitischen Krise sahen.«

Der Herzog stieß ein etwas heiseres Lachen aus. »So war es in der Tat.«

»Sie nennen diesen Traum eine prophetische Vision. Aber ihn zu erklären, brauchen wir eine solche mystische Begründung nicht. Ihr Traum ist nichts anderes als eine Wunscherfüllung. Es gibt seelische Vorgänge im Menschen, die er weiß, ohne zu wissen, daß er sie weiß. Sie offenbaren sich im Traum. Meine Forschungen beweisen mir, daß mannigfache Wünsche, Sehnsüchte, Hoffnungen, die der Tag nicht erfüllte, auch nachts nicht ruhen und den Schlafenden ungeschützt bedrängen. Unerledigte Wünsche aber stören den Schlaf. Damit der Schläfer ungestört weiterschlafen kann, erfüllt er sich im Traum den quälenden Wunsch. Deshalb ist der Traum nicht der Störer, er ist der Hüter des Schlafs. Sie bestätigten das selbst. Sie erwachten nach Ihrem Traum froh und gestärkt. Sie wünschten damals, durch einen außenpolitischen Erfolg, einen kriegerischen Coup Ihre innenpolitischen Gegner mattzusetzen. Der Traum erfüllte Ihren Wunsch bereits, bevor Sie ihn später in die Realität umsetzten.«

Der Herzog winkte Herrn Wehner. Der Wirt füllte die Gläser nach. »Die Wünsche des Tages ruhen auch nicht im Schlaf.« Der Herzog nickte zustimmend. »Das war mir schon immer bewußt. Die Bilder des Wachens tauchen im Spiegel des Traumes erst dann wieder auf, wenn der Geist durch Schlaf und Ruhe still, also empfänglich dafür geworden ist.«

Sie tranken, und als der Herzog das Glas absetzte, schüttelte er plötzlich mißbilligend den Kopf. »Aber der Traum als Hüter des Schlafs? Es gibt doch nicht nur erfreuliche Träume, die Wünsche erfüllen. Da sind auch die höchst beunruhigenden, die Angstträume, schlafstörende Alpträume, die nur einen Wunsch wecken, möglichst bald wieder daraus zu erwachen.«

Dem Herzog schien es, als beuge sich der Dozent lauernd vor.

»Durchlaucht hätten auch solche Träume zu berichten?« fragte er mit unziemlicher, nur durch den Forscherdrang entschuldbarer Neugier.

Sein Schlaf sei keine Erholung, bestätigte der Herzog. Er träume weiter, was er wachend denke. Obwohl der Herr Dozent nicht sein Landsmann sei, wolle er, entbunden jetzt von Amtsgeheimnis und politischen Rücksichten, einen Traum verraten, der alles andere als ein Wunschtraum, sondern ein wahrer Angsttraum gewesen sei, dabei kurz wie ein Telegramm: »Eine Landkarte hing an der Wand. Ich stand davor. Es war die Karte von Deutschland. Und plötzlich bildete sich darauf ein ekler Fleck nach dem andern. Alle Provinzen von Kot, Fäulnis und Schimmel befallen. Und dann blätterte alles ab, das ganze Deutschland, wie morsches Papier.«

Der Herzog atmete schwer, der Dozent lehnte sich entspannt zurück. »Und wie würden Durchlaucht den Traum deuten?«

»Ist seine Symbolik nicht eindeutig? Mit Ihren eigenen Worten: Er läßt sich gleichsam vom Blatt her übersetzen. Er zeigt meine Angst, was aus meinem Deutschland werden wird.«

»Das bestürzt mich, Durchlaucht. Hatten Sie nicht erst vor wenigen Wochen hier in Bad Kissingen einer Delegation von Studenten prophezeit, sie würden auch noch im Jahre 1950 ein Hoch ausbringen auf Kaiser und Reich?«

»Frohe Zuversicht schließt innere Ängste nicht aus. Ich werde als Eiserner Kanzler in die Geschichte eingehen. Aber Ihnen als Arzt gesteht dieser Kanzler: Er hat Angst. Ich habe drei Kriege geführt, um Deutschlands Einheit zu verwirklichen. Und ich habe danach mehr als zwanzig Jahre Europa den Frieden bewahrt. Ich habe Fürsten entmachtet. Ich habe die rote Flut eingedämmt und die Arbeiter mit dem ihnen so verhaßten Staat versöhnt. Heute ist Deutschlands Stimme unüberhörbar geworden in der Weltpolitik. Das alles ist mein Lebenswerk. Aber nun, am Rande des Grabes, fürchte ich um dieses Werk.«

Der Herzog griff zum Kognakglas und nahm einen großen Schluck. »Ihnen als Nervenarzt darf ich diese Angst anvertrauen, Sie werden mein Geständnis nicht mißbrauchen.«

Ja, dachte der Dozent, auch ein Bismarck hat gelegentlich das Bedürfnis zu beichten und sich seine Ängste von der Seele zu reden, zumal er heute als Privatmann eine gewisse Freiheit von politischen Rücksichten besitzt.

»Ihr Vertrauen ehrt mich, Durchlaucht. Aber auch diesen Traum deuten Sie zu direkt. Schimmel, Kot, Fäulnis – gewiß symbolisiert das Landkartenbild vordergründig Ihre Angst um Deutschlands Zukunft. Bevor ich mich weiter mit Ihrem Traum beschäftige, die Zwischenfrage eines politischen Laien: Worauf gründet sich dieses Bildnis künftiger Verderbnis?«

»In unserm Menschenalter endete die dynastische und begann die nationale Politik. Die Folgen: Kriege zur Stärkung der eigenen nationalen Macht. So lebt Europa ständig am Abgrund neuer Kriege. Deutschland hat mit seinen Kriegen erreicht, was es wollte. Heute ist Deutschland saturiert. Mit weiteren Kriegen könnte es nur verlieren. Deshalb habe ich dieses komplizierte Bündnissystem geschaffen und damit Deutschland den Frieden erhalten. Ich habe Frankreich in Europa isoliert, Österreich als treuen Verbündeten gewonnen und ein gutes Einvernehmen vor allem mit Rußland hergestellt. Deutschland darf sich Rußland niemals zum Feinde machen, denn Rußland ist unbesiegbar und unzerstörbar. Das Gleichgewicht der Kräfte erhält Europa den Frieden. Fein aufeinander abgestimmt, wie eine Apothekerwaage. Schon ein Schmetterling ließe die eine Schale sinken, die andere steigen.«

»Nur ein Schmetterling, Durchlaucht?«

»Sie argwöhnen massiven Druck? Ganz recht. Kommißstiefel etwa. Einige einflußreiche Militärs fordern vom Kaiser einen Krieg gegen Rußland. Dann würde Frankreich sofort die Gunst der Stunde zur Revanche nutzen. Wir stünden vor einem Zweifrontenkrieg, den wir nicht gewinnen könnten. Meine gesamte Außenpolitik war ein durchdachtes und beherrschbares Ganzes, das meine Nachfolger nun zerschlagen.«

Bismarck verstummte. Er kämpfte mit Atemnot, hustete und legte die Tabakpfeife zur Seite. »Die Maschine will nicht mehr so recht«, murmelte er. Der Gast aus Wien schwieg rücksichtsvoll. Wir stehen ja erst, dachte er, am Anfang unserer Fahrt in den dunklen Schacht des Bewußtseins, noch umgibt uns Tageslicht.

Bismarck richtete sich sehr gerade auf. »Der junge Kaiser ist ein Spielball böser Mächte. Der Generalstab drängt ihn zu kriegerischen Abenteuern. Unsern Rückversicherungsvertrag mit Rußland hat er gekündigt. Hofprediger Stöcker verleitet ihn zu antisemitischem Hochmut. Empfänglich für mystische Einflüsse, glaubt er, vortrefflich über Gottes Pläne unterrichtet zu sein und danach handeln zu müssen. Durch Nachgiebigkeit hofft er die Sozialdemokratie für sich gewinnen zu können. Dankbarkeit gegenüber uns, seinen Dienern, ist ihm fremd. Leichten Herzens schickt er seine Mitstreiter in die Wüste und verspielt damit jedes Vertrauen. Den Intrigen unverfrorener Schmeichler dagegen leiht er nur zu willig sein Ohr. Dem Ausland gegenüber sucht er sich durch ein System von Trinkgeldern angenehm zu machen, was uns teuer zu stehen kommt. Kurz, der Kaiser gleicht einem Schiffskapitän, der mit brennender Zigarre auf der Pulvertonne sitzt.«

Wieder erschütterte ein Hustenanfall Bismarcks mächtigen Körper. Die Gegenwart des Dozenten schien ihm gleichgültig geworden zu sein. Er hielt, was ihm einst so viel Bewunderung eingebracht hatte, einen Monolog über sich selbst.

»Amateurpolitiker!« rief er unbeherrscht, »alles Amateure! Völlig unvertraut mit der internationalen Psychologie! Nehmen Sie diesen Caprivi, meinen Nachfolger! Was, meinen Sie wohl, war seine erste Amtshandlung als Kanzler, als er meine Wohnung im Reichskanzlerpalais bezog? Er ließ die uralten Bäume vor den Fenstern fällen, um mehr Licht zu haben. Bäume, die Jahrhunderte brauchten, um zu einer so unersetzlichen Zierde der Residenz zu werden! Ich hätte Herrn v. Caprivi manche politische Meinungsverschiedenheit nachgesehen. Aber diesen Baumfrevel verzeihe ich ihm nie. Ein ruchloser Charakter. Und solche Leute regieren heute Deutschland! Politik ist wie eine Schiffahrt in fremde Meere. Unbekannt alles, das Wetter, die Strömungen, die Stürme. Aber wohin fährt unser Schiff, wer kann es noch steuern? Noch immer verhungern Menschen in Deutschland. Eines Tages werden uns die Hungrigen fressen! Aber die Manchesterpolitiker, die Herren des mitleidslosen Geldsacks, sagen: laissez faire! Das ist die Politik der Liberalen, Freiheit, Schrankenlosigkeit, Aufsaugung des kleinen Geschäfts durch das Großkapital, Ausbeutung der Unwissenden durch die Geriebenen. Der Staat soll bloß Polizei sein, besonders für die Ausbeuter. Bin ich nun etwa Sozialist geworden auf meine alten Tage? Oh nein, mein Herr. Gegen die Sozialisten gibt es nur einen Vernichtungskrieg. Diese Ratten müssen vertilgt werden. Die soziale Frage ist nun mal nicht mit Rosenwasser zu lösen, nur mit Blut und Eisen. Dazu stehe ich noch immer. Aber der Staat hat die verdammte Pflicht, einer sozialen Revolution vorzubeugen, indem er die Armen gegen die Reichen schützt. Der Staat muß freigebig sein gegen die Armut. Die Zufriedenheit der besitzlosen Klasse ist auch mit viel Geld nicht zu teuer erkauft. Die Lebensunsicherheit der Arbeiter nährt ihren Haß gegen den Staat. Sichern wir die Zukunft der Arbeiter, so sichern wir unsere eigene Zukunft vor einer Revolution, die in fünfzig, vielleicht aber auch schon in zehn Jahren ausbrechen kann. Und die uns dann viel viel mehr kosten würde. Insgeheim begreifen das sogar die Liberalen. Aber sie mißgönnen es mir, daß *ich* als Anwalt des kleinen Mannes die soziale Politik begründet habe. Mit dieser Politik versuchte ich, der Sozialdemokratie den Wind aus den Segeln zu nehmen. Aber nun, nach meiner Entlassung, macht der Kaiser Frieden mit der Sozialdemokratie. Mit dieser Partei der Diebe und Räuber gibt es nur einen einzigen Frieden: durch eine Militärdiktatur!«

Husten, asthmatisches Pfeifen, die letzten Sätze zwischen zusammengepreßten Zähnen hervorgestoßen.

Der Gast aus Wien sah durch die zerbrechliche Hülle des Herzogs hindurch und erblickte eine Gestalt in Generalsuniform, die auf der Reichstagstribüne stundenlang gegen alle ihre Feinde zu Felde zog, donnergrollend oder sarkastisch, gegen Konservative und Liberale und Sozialisten, gegen den römischen Klerus, gegen die Franzosen, gegen den Adel, gegen die Kapitalisten, gegen die Bürokratie. Und noch immer glimmte etwas von dieser Glut in Bismarcks ausgebranntem Körper.

Seine Atemstockung hatte sich wieder gelöst. »Verstehen Sie nun meine Angst vor Deutschlands Zukunft? Vor der Herrschaft politischer Amateure, vor kriegerischen Abenteuern, vor einer Revolution? Und je später diese Krisen eintreten, die uns unentrinnbar bevorstehen, desto gefährlicher werden sie sein. Wenn die Herrschaften, die jetzt Deutschlands Geschicke bestimmen, so weitermachen, dann, mein Herr, endet Deutschland bums! wie das Schloß von Edenhall! Sie kennen doch Uhlands Gedicht? Des Schloßherrn Übermut führt zum Untergang des Schlosses. Ein jäher Knall. Flammen. Krieg. Verbrannte Leichen. Vorbei die glückliche Zeit.«

Bismarcks Blick richtete sich ins Unendliche, als er die Schlußzeile des Gedichtes deklamierte: »Die hohe Säule muß zu Fall, wie einst das Glück von Edenhall.«

Es waren nicht die Worte des Dichters, die den Arzt frösteln ließen. Es war der Mann, der sie gesprochen hatte, der alte Mann, der die Welt und die Katastrophen der Geschichte erlebt hatte und jetzt wie ein alttestamentarischer Prophet künftiges Unheil verkündete.

Der Dozent wollte sich jedoch keiner Stimmung ausliefern, er dachte an die Arbeit, die ihm noch bevorstand. »Durchlaucht sind also überzeugt, daß Deutschland ohne Sie verloren ist?«

»Deutschlands Ansehen in der Welt beruhte auf dem Vertrauen, das ich mir im Ausland erworben habe. Politik ist keine Wissenschaft, sondern eine Kunst, dazu gehört Erfahrung. Schon jetzt zeigt sich, daß meine Entlassung Deutschland unübersehbaren Schaden gebracht hat. Deshalb liege ich ja nächtelang wach und grübele, wer mein Werk fortsetzen könnte. Und finde niemanden, nicht im Wachen und nicht im Schlaf. Und sehe im Traum bereits Deutschland verfaulen.«

Der Arzt suchte Bismarcks Blick festzuhalten: »Nun, Durchlaucht, wir werden jetzt in ein Bergwerk hinabfahren, mit gefährlichen schlagenden Wettern.«

»Mit andern Worten, es könnte gefährlich für mich werden? Nur zu, ich habe einer schlagenden Verbindung angehört! Da schrecken mich schlagende Wetter nicht.«

Der Dozent erinnerte daran, daß er vorhin des Herzogs Traumdeutung unzulänglich genannt habe. Er werde jetzt beweisen, daß das Bild vom verfaulenden Deutschland kein Angsttraum gewesen sei, sondern – nun, man werde schon sehen.

Er wies, mit einigem Recht, wie er sich sagte, auf das leere Glas. Der Herzog ließ nachschenken.

»Durchlaucht«, begann der Dozent, »Sie sagten vorhin, nur eine Militärdiktatur könne Deutschland vor den Sozialisten retten. Zur Militärdiktatur gehört doch auch eine Pressezensur?«

Bismarck nickte mit unverkennbarem Stolz: Die Pressezensur habe er in den frühen Jahren, als er noch preußischer Ministerpräsident war, recht rigoros gehandhabt. Manche Zeitung habe mehr leere weiße Felder gehabt als bedruckte.

Und was alles, fragte der Arzt, fiel der Zensur zum Opfer?

Alles, was seiner Politik unliebsam war, ihr zuwiderlief, sie kritisierte. Mit der Zensur habe er die bösen boshaften zerstörerischen Kräfte im Land stillzuhalten versucht.

Nun, so bemerkte der Dozent, er wolle nicht darüber urteilen, ob jeder, der Ihrer Durchlaucht Regierungspolitik in Zweifel zog, boshaft oder sogar böse gewesen sei. Er wisse nur, daß jeder Mensch Böses in sich trage, ja in der Tiefe seiner Seele ein Vulkan des rücksichtslosen Egoismus brodele. Das aller moralischen Fesseln entledigte ICH sei Trieben unterworfen, die ethisch, ästhetisch und sozial so absolut anstößig seien, daß man nicht an sie zu denken wage oder nur mit Abscheu an sie denke. Er wolle sie deshalb auch nur andeuten. Da sei der Sexualtrieb, der seine Lustobjekte schonungslos auswählt, die verbotenen am liebsten. Auch der Haß wüte schrankenlos. Rachelust und Mordwünsche, oft gegenüber den nächststehenden, geliebtesten Personen, gehörten selbstverständlich dazu. Triebe alle in uns, die aus einer wahren Hölle aufzusteigen scheinen ...

Bismarck hörte mit geschlossenen Augen dem Exkurs über die menschliche Natur zu. Um seine Mundwinkel zuckte Ekel. Haß und Mordwünsche gegen seine geliebte Johanna, mit der er fast ein halbes Jahrhundert selig verheiratet ist? »Genug, mein Herr, es mag genug sein! Ihrer Darstellung nach ist der Mensch nicht Gottes, sondern des Teufels Ebenbild!«

»Es ehrt Sie, Durchlaucht, das Gute im Menschen zu verteidigen. Aber sagen Sie selbst: Haben Sie in Ihrem Leben und in Ihrem Amt stets nur Wohlwollen gefunden, Fairneß bei Ihren Konkurrenten und Feinden, so wenig Neid und Mißgunst, daß Sie sich verpflichtet sehen, den Anteil des Egoistisch-Bösen im Menschen zu bezweifeln? Und wenden Sie Ihr Auge von den Individuen ab auf alle die Kriege, denken Sie an das Unmaß von Brutalität, Grausamkeit und Verlogenheit, das sich heute in unserer Kulturwelt breitmacht. Wenn ich das alles benenne, leugne ich doch nicht die edlen Strebungen des Menschen, Mut, Opfersinn, soziale Verantwortung. Ja, gerade weil der Mensch gelernt hat, ethischen Pflichten und sozialen Impulsen zu gehorchen, gibt ihm das auch den Wertmaßstab, seine Triebe, die das soziale Zusammenleben stören, im Zaum zu halten. So wie Sie, Durchlaucht, jene Kräfte im Zaum hielten, die Ihre Politik störten. Sie unterdrückten ihre öffentlichen Äußerungen in der Presse durch die Zensur. Nichts anderes tut unser Bewußtsein. Es hat gelernt, was als gut und als böse gilt, und empfindet sich als moralische Instanz und verbannt jene anstößigen und empörenden Wünsche dorthin, wo sie nicht mehr stören: in dunkle Tiefen der Bewußtlosigkeit, ins Unbewußte. Aber diese Wünsche sind nicht tot! Sie wesen unterirdisch weiter, drängen sich, wenn unser Bewußtsein am wehrlosesten ist, im Schlaf, rebellisch empor, suchen sich wenigstens im Traum die Erfüllung zu verschaffen, die ihnen unser moralisches Bewußtsein im wachen Leben verwehrt. Aber selbst jetzt noch waltet unerbittlich die Zensur. Sie läßt die höllischen Wünsche erst dann emporsteigen, wenn sie sie auf eine erträgliche Weise verkleidet hat. Je wüster, je peinlicher der verdrängte Trieb ist, desto raffinierter maskiert ihn die Zensur, bis zur Unkenntlichkeit, damit er doch noch auftreten und seine Befriedigung finden kann. Verstehen Sie nun, Durchlaucht, wie nahe wir der Deutung Ihres Traumes sind?«

»Ich bedaure nur, daß ich Ihre absurden Spekulationen nicht auch der Zensur überantworten kann«, höhnte der Herzog. »Einfach widerlich!«

Der Dozent nickte verständnisvoll. »So äußern sich auch meine Patienten, wenn ich sie die Wahrheit über sich selbst erblicken lasse. Und wir sind der Wahrheit Ihres Traumes schon sehr nahe. Mancher verdrängte unstatthafte Wunsch ist so stark, daß er brutal die Traumzensur durchbricht, bevor ihn die Zensur noch maskieren kann. Was ihm Erfüllung bringt, ist für uns moralische Menschen, die wir ja auf seiten der Traumzensur stehen, Anlaß zum Erschrecken, zu peinlichsten Empfindungen und wilder Abwehr. Das bereitet Angst, Durchlaucht, panische Angst vor der Gewalt dieses in die Unterwelt verbannten Wunsches. Kurz, der Angsttraum ist oft nur eine Wunscherfüllung, natürlich nicht eines genehmen, sondern eines verworfenen Wunsches.«

Der alte Herzog verfügte noch immer über ein folgerichtiges Denkvermögen. Er erfaßte sofort die Tragweite dieser wenn auch für ihn unannehmbaren Behauptung des Traumforschers. Er erhob sich schwerfällig, blickte auf den Mann hinab und fragte schneidend: »Wollen Sie damit sagen, ich fürchtete nicht um Deutschland, sondern wünschte insgeheim, es möge in Fäulnis und Kot verderben?«

»Aus allen Ihren Äußerungen, Durchlaucht, geht hervor, daß Sie sich als Person untrennbar mit Ihrem Vaterland identifizieren. Wohlgemerkt, Ihre düsteren Zukunftsvisionen mögen berechtigt sein. Aber Sie leiden darunter, daß Sie nicht mehr der Lotse des Schiffes sind, das ungewissen und gefährlichen Meeren entgegentreibt. Sie sind weg vom Schiff, andere steuern es. Und in Ihnen wütet seitdem ein unversöhnlicher Haß. Sie hassen den Kaiser, Sie hassen Ihren Nachfolger, Sie hassen die Militärs ebenso wie die Sozialisten, Sie hassen und hassen, und Ihr Haß gebiert den Wunsch nach Rache. Und Ihr

Rachewunsch fände Befriedigung, wenn sich all das erfüllte, was Ihr politischer Blick erahnt: blutige Kriege, der Aufstand der Hungrigen, die Revolution der Armen. Würde das alles Wirklichkeit, fühlten Sie sich bestätigt. Denn Sie glauben, Sie als einziger hätten das alles verhindern können. Natürlich kann sich der Herzog Otto von Bismarck solche aus Haß und Rache geborenen Wünsche niemals eingestehen, ohne vor sich zu erschrecken, ohne sich zu verachten. Er setzt die altbewährte Zensur an sich selbst an. Aber der Haß ist stärker als die moralische Zensur und drängt sich empor in den Traum. Und bereitet – lassen Sie es mich so nennen – als patriotischer Verrat Angst! Voilà! Ihr Angsttraum war ein Wunschtraum!«

»Ich liebe mein Vaterland!« schrie Bismarck fast erstickend, hustend, tränend auf, »ich will sein Glück, nicht sein Unheil!«

»Daß Sie sich gegen diese Deutung wehren und Ihre Zensur sofort wieder tätig werden lassen, Durchlaucht, ist verständlich. Der wache, der ethische Anteil Ihrer Persönlichkeit will den infantil gebliebenen bösen Teil, den Wunsch nach Rache, nicht wahrhaben. Mit diesem Widerspruch müssen Sie leben.«

Der Herzog hatte sich wieder gesetzt und blickte reglos vor sich hin. Er glich jetzt gar nicht mehr seinen Abbildern aus Bronze, mit denen dankbare Bürger sein Heim bevölkert hatten. Er war ein alter Mann, den das Schicksal aus dem Paradies der Macht in die Wüste der Einsamkeit versetzt hatte. Als er schließlich wieder zu sprechen begann, ahnte der Dozent, was er mit seiner Traumdeutung bewirkt hatte.

»Neulich«, sagte Bismarck, »verirrte ich mich bei einem ausgedehnten Spaziergang in meinen Wäldern. Müde und durstig stieß ich auf eine Hütte und ging hinein, um mir ein Glas Milch zu erbitten. In dem einzigen Raum saß eine alte

Frau. Sie schaukelte in der Wiege ihr Enkelkind. Während sie die Milch holte, sollte ich das Gör weiter schaukeln. Ich kam ihrem Wunsch nach. Als sie mit der Milch zurückkehrte, fragte sie, ob ich der Herr Oberförster sei. Nein, sagte ich, das sind meine Wälder, ich sei der Herr selber, der Bismarck. Den kenne ich nicht, sagte sie, aber den Herrn Oberförster hätte ich gern einmal gesehen.«

Bismarck zwang sich zu einem Lächeln, sein Mund verzog sich schief, wie nach einem Schlaganfall. Ja, fügte er hinzu, so sei das eben. Wir Politiker hielten uns für allmächtig. Schiffsherren über Winde und Meere. Und ist doch alles, sagte er weiter, nur eine Zeitfrage. Völker und Menschen, Torheit und Weisheit, Krieg und Frieden, sie kommen und gehen wie Wasserwogen, und das Meer bleibt. Wir sind doch nur Treibholz, planlos umhergeblasen von fremden Stürmen.

Bismarck erhob sich, drückte dem eilfertig herbeieilenden Wirt eine Münze in die Hand, nickte dem Dozenten zu und verließ den Raum. Herr Wehner folgte ihm zur Kutsche. Bevor Bismarck einstieg, fragte er den Wirt: »Wer war dieser Mann?«

Ein Arzt, antwortete Wehner. Er habe sich als Dr. Siegmund Freud eingetragen. Und fügte teilnahmsvoll hinzu: »A Freud hoams mit dener Herrn net ghoabt, woas, Durchlaucht?«

DER SELBSTMORD DER ROSA LUXEMBURG

»... kommt in ihr Leben in diesen letzten Tagen ein Zug von Todesahnung.«

Sebastian Haffner

»... ihr selbstmordartiges Ausharren in Berlin ...«

Klaus Gietinger

»In Selbstmordstimmung ...«

Rosa Luxemburg

Am frühen Abend des 15. Januar 1919 befindet sich Rosa Luxemburg im Gästezimmer des Kaufmanns Marcusson, Berlin-Wilmersdorf, Mannheimer Straße 43.

Seit Wochen schon von Morddrohungen verfolgt, wechselte Rosa fast täglich ihre Zuflucht, um die Redaktionsarbeit für die ROTE FAHNE fortsetzen zu können.

Die von der sozialdemokratischen Regierung gerufenen weißen Garden haben den Aufstand der Arbeiter und Soldaten blutig niedergeworfen. Nun, zum Kehraus, suchen sie nach Karl Liebknecht und Rosa Luxemburg, um die Propheten einer sozialistischen Revolution vom Erdboden zu vertilgen.

An diesem Abend erwarten Karl und Rosa in ihrem Versteck Wilhelm Pieck. Er soll ihnen fremde Ausweispapiere bringen, damit sie sich dem immer enger werdenden Ring ihrer Verfolger entziehen können.

Rosa hat begonnen, ihre Reisetasche zu packen: Schreibzeug, etwas Wäsche, Manuskripte, einige ihrer Lieblingsbücher, den FAUST, den PHANTASUS.

Wie so oft von bohrenden Kopfschmerzen befallen, hat sie sich im Gästezimmer niedergelegt ...

... Gewickelt in die schwarzen Tücher der Finsternis. Mir platzt der Schädel. Einsam, ratlos, ausweglos wie noch nie.

Am Himmel der Widerschein brennender Häuser. Irrlichter über dem Sumpf. Irgendwo noch Schüsse. Ruhe, nichts als Ruhe. Einschlafen und nie mehr erwachen.

Warten, warten, warten. Wer wird früher hier sein, Pieck oder eine dieser Mordbanden.

Warten. Und im Hirn immer der gleiche Film. Dieser Film ohne Ende. Anhalten! Den Film abschalten, der nur noch Schreckensbilder zeigt, flackernde Szenen unserer letzten Lebensreflexe. Einen andern Film aus dem Archiv der Erinnerung.

SIEBEN BILLIONEN JAHRE VOR MEINER GEBURT / WAR ICH EINE SCHWERTLILIE / MEINE SUCHENDEN WURZELN SAUGTEN SICH UM EINEN STERN / AUS SEINEN SICH WÖLBENDEN WASSERN – – – dein PHANTASUS, Arno Holz, beseligt mich nicht mehr, seit die Wasser uns bis zum Halse gestiegen sind.

Nicht nachdenken. Mit Versen betäuben.

UND SCHNELL UND UNBEGREIFLICH SCHNELLE / DREHT SICH UMHER DER ERDE PRACHT / ES WECHSELT PARADIESESHELLE / MIT TIEFER SCHAUERVOLLER NACHT. Auch *wir*, Erzengel Gabriel, sind gestürzt, aus Paradieseshoffnung in schauervolle Nacht.

Die Schüsse nähern sich. Man hört schon die Kugeln, die sich ins Mauerwerk bohren. Selbst die lautlosen ins Fleisch.•

Immer wollte ich auf dem Posten sterben, im Gefängnis oder in der Straßenschlacht. Und nun, rote Rosa, Mitrailleuse der Revolution? Keinen Karabiner. Nicht einmal ein Damenpistölchen. Und hielte ich doch ein Gewehr in Händen – wie es laden? Entsichern? Könnte ich die Gerade ziehen zwischen Kimme und Korn und meinem Mörder? Es soll noch einen Druckpunkt geben am Abzug, vor dem endgültigen Entschluß noch eine letzte Schranke. Könnte ich sie überspringen, wenn ich es müßte? Und den Abzug durchreißen? Keinen Karabiner. Kein Marsch an der Spitze der Kommunarden ins letzte Gefecht. Ausgeträumt der romantische Traum.

Nur warten im Gehäuse der Schmerzen. Ich muß aufstehen. Weiter packen. TOTE ARBEITER REIH IN REIH. Seife, Handtuch, Briefe. TOTE ARBEITER REIH IN REIH / DOCH DIE ROTE ROSA IST NICHT DABEI. Wie ein Sprechchor hämmert das. TOTE – ARBEITER – REIH IN REIH – DOCH – DIE ROTE ROSA – IST – NICHT – DABEI. NICHT DABEI. NICHT DABEI. Die Poesie des VORWÄRTS. Es ist Eberts und Scheidemanns Echo.

Ebert! Scheidemann! Noske! Handelt ihr jetzt nach dem Bibelwort WENN DICH DEIN AUGE ÄRGERT, REISS ES AUS? Wir Linken sind euch ein Ärgernis. Und ihr holtet die Spezialisten für blutige Operationen: Reißt uns das linke Auge aus! Und einäugig zieht es euch fürderhin nach rechts, und ihr werdet den Weg nach rechts für den einzig rechten Weg halten.

Ich trat aus der Finsternis meiner Zelle. Und erblickte vor mir die Morgenröte, die langersehnte in der Nacht der Gefangenschaft. DEM MORGENROT ENTGEGEN / IHR KAMPFGENOSSEN ALL.

Morgenrot. Sah das Morgenrot sich schon gleißend erhellen zur Fülle des Tages. ZUR SONNE, BRÜDER, ZUR FREIHEIT. Aber die Natur nüchtert unsere trunkenen Gleichnisse aus. Morgenrot fällt in'n Kot.

Die Treibjagd damals, in den Wäldern von Bialystok. Der Wald von Jägern umstellt. Plötzlich stürmte ein Keiler aus dem Dickicht. Furchtlos durchbrach er den Kordon der erschreckten Jäger.

So begann die Revolution. Plötzlich und unerwartet, mit wilder Kraft. Stürmte vorwärts, blindlings vorwärts.

Die Jäger hatten sich inzwischen gefaßt. Visierten an. Schossen aus allen Läufen.

Das Tier brach zusammen. Raffte sich empor. Stürzte. Gab nicht auf, schleppte sich weiter, fiel, erhob sich taumelnd, sank zu Boden. Mit einem Schrei, der aus den Tiefen der Erde zu kommen schien. Blieb reglos liegen, das Fell verfilzt von rotem Schweiß.

Das wilde Tier Revolution ist tot. Triumphierend versammeln die Jäger sich an seinem Kadaver.

Jagdzeit, Blutzeit. Die Gejagten irren umher nach einem Versteck. Aber es gibt keine Höhle in diesem Land, die mich verbergen könnte. Keinen Wald, keinen Moderkeller, die Rosa Luxemburg Zuflucht böten. An allen Mauern mein Steckbrief. Selbst ein fremder Name rettete mich nicht mehr. Flucht unter falschem Namen. Wie konnte ich dem zustimmen? Rosa Luxemburg alias Frieda Schulze. Undenkbar. Feige. Würdelos. Wie? Zum falschen Namen auch noch falscher Stolz? Ob Luxemburg, ob Schulze, wenn du nur deinen Henkern entrinnst, um – – –

Um –? Wohin, Rosa, wohin? Geht es mir jetzt wie Heine, der sich einst dasselbe fragte: JETZT WOHIN?

ZWAR BEENDIGT IST DER KRIEG / DOCH DIE KRIEGSGERICHTE BLIEBEN / UND ES HEISST, DU HABEST EINST / VIEL ERSCHIESSLICHES GESCHRIEBEN. Hellsichtiger Heine, du kanntest dein Deutschland. Deutschland würde auch meine Totenkammer.

Das Kopfgeld für die Hochverräterin lockt: fünfzigtausend Mark. Mein Kopf: Hindenburgs und Eberts gemeinsame Jagdtrophäe.

Wohin? Mir bleibt nur das revolutionäre Rußland. Willkommen, Rosa, wird Lenin mich begrüßen. Allein, ohne Mimi?

Sie erinnern sich noch an meine Katze, Wladimir?

Natürlich, Rosa, sie hatte mir mächtig imponiert. Nur in Sibirien habe ich so stattliche Tiere gesehen. Eine wahrhaft fürstliche Katze.

Mimi hatte dieses Kompliment verstanden, sich sogleich vor Lenin auf dem Rücken gewälzt und mit ihm kokettiert.

Noch einmal daheim sein, in meinem Arbeitszimmer. Mimi umarmen, ihr vor Trauer gealtertes kleines Gesicht küssen. Zuhause – ein unerfüllbarer Wunsch? Werden nur die Gejagten müde, nicht vielleicht auch die Jäger? Dieser Brief neulich – ein katholischer Adliger aus Hauptmann Pabsts Mordgarde: »Sie sind eine Heilige, ein neuer Messias!« Würde er seine Pistole senken vor mir? Geht der Riß zwischen Mordlust und Vernunft schon mitten durch die Reihen der Mörder? Belüg dich nicht selbst. Verschließ deine Ohren nicht vor dem Lynchgeschrei: ROSA ROT, ROSA ROT, SCHLAGT SIE TOT, SCHLAGT SIE TOT!

SIE LEBE HOCH, ROSA LEBE HOCH! riefen sie einst, die Genossen, zu denen ich sprach. Die Wahlreden vor dem Krieg – Danzig, Berlin, Leipzig, Dresden, jeden Tag woanders. Der Saal füllte sich. Zweitausend und mehr drängen sich herein. Tausend noch draußen vor den Türen. Und ich halb blöd vor Müdigkeit. Der Kopf wüst. Mit vier, fünf Glas Tee und Aspirin aufgeputscht. Und dann das Wunder. Normal und heiter auf die Rednertribüne. Zweieinhalb Stunden frei gesprochen. Die Luft zum Zerschneiden. Ohnmächtige wurden hinausgetragen. Die Leute rissen mir die Worte förmlich aus dem Munde. Jeder scharfen Wendung stürmischer Widerhall. Minutenlange Ovationen, als ich zum militärischen Ungehorsam im Kriegsfall aufrief. Es war wie eine erotische Berührung. Voll atemloser Spannung. Ein orgiastisches Schweben. Danach – Sturz in tiefste Traurigkeit. Herzattacken. Der fremde Ort, die fremden Straßen, fremde Zimmer, fremde Menschen. Tiefster Jammer oft noch am Morgen. Selbstmordstimmung.

Aber die konnte ich nicht gebrauchen im Kampf. Rief mich zur Ordnung. Und balancierte abends vor den Tausenden wieder elegant zwischen Bosheit und Zuversicht.

Wo sind sie geblieben, die Hunderttausende, die geschworen hatten, im künftigen Krieg den Gehorsam zu verweigern? Singend taumelten sie auf die Schlachtfelder: MORGENRO-OT, MORGENRO-OT, LEUCHTEST MIR ZUM FRÜHEN TO-OD. Die Avantgarde des deutschen Proletariats als Scharfrichter des Imperialismus.

Meine Worte hatten keine Wurzeln geschlagen in ihren Hirnen.

Auch nicht in deinem, Kostja. Auch du hast den Kriegsdienst nicht verweigert. Weißt du noch, im Theater: Tolstois MACHT DER FINSTERNIS – wie hatte dich die Szene ergriffen, wo der Rekrut den Eid verweigert. Ich würde es auch tun, hattest du mir versprochen. Du hast es nicht getan. Ich habe es dir verziehen, so unerbittlich ich sonst in politischen Dingen bin. Aber bei Menschen, die ich liebe, fürchte ich harte Entscheidungen. Du weißt das am besten, Kostja, du meine einzige wirkliche Liebe.

Warum ist sie zerbrochen? Daß ich schon im Mittag des Lebens stand und du erst im Morgen? Rissen diese anderthalb Jahrzehnte schließlich einen Graben zwischen uns auf? Oder habe ich zu sehr nur deinen Körper geliebt? Ich konnte nie Körper und Geistiges trennen, das war für mich immer eins. So vieles verband uns doch.

Die Tätigkeit für die Partei. Gleiche politische Grundsätze. Die närrische Verliebtheit in Blumen und Katzen und Johannisbeerkompott. Unsere Reisen. Die unvergeßlichste, damals vor dem Krieg, nach Korsika. Die heroische Landschaft mit den strengen Konturen der Berge und Täler. Oben kahle Felsen, unten Zypressen, Oliven, uralte Kastanien. Und über allem diese vorweltliche Stille. Nur der Wind, immer noch derselbe, der Odysseus Segel schwellte.

Unsere Wanderungen, zärtlichen Umarmungen, Nachtgespräche. Warum war das alles plötzlich vorbei? Nein, nicht plötzlich. Es erlosch unmerklich wie das Tageslicht am Abend. Jeden Herzschlag ein Schatten mehr. Ich sah ihn nicht. Wenn wir in deinem Auto durch die Kühle der Wälder fuhren, jubelte ich vor Glück. Unsere Spaziergänge im Schnee. Die Schachspiele. Die Musik. Das Schweigen nach der Aufregung der Sinne. Die Späße mit deinem Kätzchen Mimige. Unsere Briefe, täglich fast. Die Sehnsucht nach dir – manchmal brachte sie mich dem Wahnsinn nahe. Manchmal umhüllte sie mich mit einem Nebel der Trauer. Ich hätte es ahnen müssen. Deine immer kälteren Worte, jedes ein tödlicher Stich. Warum, Kostja? Du fühltest dich durch meine Liebe gefangen? Du hast nie verstanden, daß eigentlich ich deine Gefangene war. Wie mit eisernen Ketten hielt mich dein Flehen fest: Verlaß mich nie!

Ich war dir treu bis zum Ende, Kostja.

Aber es gab kein Ende. Du hattest nicht den Mut, die Scherben unserer Liebe in den Mülleimer zu werfen. Und ich hatte ihn auch nicht. Und so schrieben wir uns weiterhin Briefe, und ich sagte nicht mehr DUDU und NIUNIU und SCHÖNER NACKTER KNABE. Ich schrieb MEIN LIEBLING, jeden Brief eröffnete ich mit diesem Wort, all die Jahre, und du hast nie gemerkt, daß meine Liebe nur scheintot war.

Die Astrologen würden mich eine echte Fischegeborene nennen. Ein Fisch, auf und ab schwebend im tiefen Dämmerlicht seiner Gefühle. Ein friedfertiger verletzlicher Fisch? Ja, aber zum Schutz gegen Haie mit Stacheln bewehrt.

Doch, doch, wehrhaft, unerbittlich, angriffslustig war ich nur in politischen Dingen. Da kannte ich kein Wenn und Aber, kein Sowohl-als-Auch: »Machen wir den Sozialismus zur Wahrheit und zur Tat! Rotten wir den Kapitalismus mit Stumpf und Stiel aus! Setzen wir der Gewalt der bürgerlichen Gegenrevolution die revolutionäre Gewalt des bewaffneten Proletariats entgegen!« Parteitagsrede der roten Rosa.

Rote Rosa. Ein Transparent, das mein innerstes Wesen verdeckt, mein universales Mitgefühl mit allen Leiden der wehrlosen Kreatur. Mit den geschundenen Büffeln. Mit dem Mistkäfer, lebendig von Ameisen aufgefressen. Mit dem einbeinigen Spatz, den ich wochenlang fütterte und dem ich doch nicht helfen konnte. Mit der verwaisten jungen Haubenlerche – – – Wieviel könnte die Menschheit von der Weisheit der Vögel lernen. Vom Rätsel des Vogelzuges: Verschiedene Arten, die sich sonst als Todfeinde befehden und auffressen, machen die große Reise südwärts übers Meer friedlich nebeneinander. Mitten unter Raubvögeln, Habichten, Adlern, Falken fliegen Tausende von kleinen Singvögeln, Lerchen, Goldhähnchen, Nachtigallen ohne jede Angst. Scharen von Kranichen transportieren auf ihren Rücken winzige Zugvögelchen, die lustig zwitschern. Alle streben dem gemeinsamen Ziele zu.

O schöne Utopie vom Gottesfrieden zwischen Falken und Nachtigallen.

Wo bleibt Pieck mit den Papieren. Die Schüsse kommen immer näher. Ich muß das Licht wieder löschen. Den Vorhang vors Fenster ziehen.

Zu spät. Unten auf der Straße drei Männer. Stahlbehelmt. Zwei andere treten hinzu, Gewehre geschultert.

Sie schauen empor, ihre Blicke tasten die Hausfront ab. Haben sie mich bereits im Visier?

Noch könnte ich vielleicht unbemerkt – – o dieses Gelächter der Schlagzeilen: ROSA LUXEMBURG ENTKAM WIE EIN DIEB DURCH DIE HINTERTÜR!

Hinsetzen. Warten. Warum haben wir so lange gewartet? Schon seit Tagen war die Katastrophe vorherzusehen. Gewartet. Von Versteck zu Versteck. Die ROTE FAHNE darf nicht verstummen. Gewartet, abgewartet, die Bluthunde immer auf unserer Spur.

Es ist gleich sieben. Mimi wird jetzt ihren Schlafsessel verlassen, das Mädchen gibt ihr das Abendessen. Tapferes Kätzchen. Wie hast du nur den Krieg überlebt mit so viel vegetarischer Kost. Ich mußte dir sogar Kohlrüben schmackhaft machen. Hast du mir diese Quälerei verargt? Und meine jahrelange Abwesenheit im Gefängnis? Wie auch solltest du Weltgeschichte verstehen, diesen blutigen Kolportageroman. Mimi, mein Kind, hätte ich dich jetzt auf dem Schoß. Du nähmest mir alle Unruhe, großäugige Sphinx. Mimi, Frühstücksgenossin, Trösterin in der Einsamkeit, Blumenfreundin. Die Liebe zu Blumen muß dir angeboren sein wie mir. Jede neue Blume in der Vase entdecktest du sofort. Sogst mit gesenkten Äuglein ihren Duft ein. Rosen, Veilchen, Flieder, Hyazinthen. Manche Blüte schlepptest du weg und aßest sie auf. Blicktest mich dabei ganz unschuldig an. Nur daß du Vögel fingst und Nachtfalter, hat mich oft bitter gemacht. Gab dir dann einen Klaps. Verzeih mir solch menschliches Unverständnis für deine Natur. Manchem Spott hast du mich ausgesetzt. Eine Katze als Kind, als Freundin! Aber Rosa! Liebst du denn die Menschen nicht?

Wie oft haben Menschen mich krank gemacht. Angeödet, geängstet. Du bist der Frieden, Mimi. Du *warst* der Frieden. Ich muß ohne dich nach Moskau gehen. Du wirst deinen Verehrer Lenin nicht wiedersehen.

Wie wird Lenin mich empfangen? Umarmen und küssen nach russischem Brauch. Und mich in eine stille Ecke ziehen: Nun, Rosa, berichten Sie. Die deutsche Revolution ist verloren, nicht wahr?

Die ganze Nacht hindurch werden wir disputieren. Ich habe immer gern mit ihm geredet, er ist gescheit und gebildet. Selbst seine häßliche Fratze sehe ich gern.

Und Lenin kann zuhören, auch wenn er anderer Meinung ist.

Die russische Revolution ist von wunderbarer Größe, Wladimir, werde ich das Gespräch eröffnen. Und dennoch –

Und dennoch, Rosa?

Auch ihr tragisches Ende hat schon begonnen, Wladimir. Wie nur konnten Sie vorzeitig Frieden schließen mit Deutschland? Damit verzögerten Sie Deutschlands militärische Niederlage und gaben ihm freie Hand auf dem westlichen Kriegsschauplatz. Und der deutsche Arbeiter watete weiter im Blut als Henker des deutschen Imperialismus. Dieser Friedensschluß mit Deutschland hat mich furchtbar enttäuscht. Rußland – das war für uns der einzige letzte Winkel, wo revolutionärer Sozialismus und Reinheit der Grundsätze noch einen Kurs hatten. Wenn wir vor Ekel erbrachen über die westeuropäische Sozialdemokratie, blickten wir nach Rußland. Das gab uns Mut, das stärkte unsern Glauben ans Ideal des Sozialismus. Aber Ihre groteske Paarung, Wladimir, mit Hindenburg löschte das verheißungsvolle Licht Rußlands aus. Sozialistische Revolution, durch deutsche Bajonette gestützt – das war ungeheuerlich! Aber den eigentlichen moralischen Selbstmord der Revolution haben Sie vollendet mit dem blutigen Terror gegen die linken Sozialrevolutionäre. Gut, die Sozialrevolutionäre widersetzten sich Ihrem Friedensschluß mit Deutschland, suchten ihn mit diesem dummen Attentat auf den deutschen Botschafter zu verhindern.

Aber daß deshalb Dzierżyński zweihundert Ihrer Mitstreiter erschießen ließ, das hat auf mich einen hundsmäßigen Eindruck gemacht. Die Tscheka mag noch so viele »Verschwörer« aufspüren und Geiseln ermorden – dieser ganze »rote Terror« rettet das System weder politisch noch ökonomisch.

Weiter, Rosa, nur weiter, tun Sie sich keinen Zwang an!

Werde ich auch nicht, Wladimir. Wie Sie verzichte auch ich niemals auf mein Recht zur Kritik. Auch ich hätte Ihre Umarmung mit Hindenburg verurteilt. Seite an Seite mit den linken Sozialrevolutionären in Opposition – Seite an Seite mit diesen auch vor Dzierżyńskis Erschießungskommando? Ein Dutzend Schüsse ins Herz? Ein Genickschuß hinterrücks? Oder genügte bei mir eine symbolische Hinrichtung wie bei Dostojewski, den man erst an den Hinrichtungspfahl band, ehe ihm die Begnadigung verkündet wurde? Lassen Sie mich bitte ausreden, Wladimir! Ja, ich übertreibe. Aber ich treibe lediglich Möglichkeiten gedanklich bis zu ihrer letzten Konsequenz. Sehe im Keim schon die Spuren der Verwesung. Ich kenne Sie lange genug, Wladimir. Sie dulden keine Meinung neben der Ihren. Das ist Ihre Stärke. Und ist zugleich Ihre Schwäche. Freiheit nur für die, die Ihre einsamen Entschlüsse nachbeten? Freiheit nur für die Mitglieder einer Partei ist doch keine Freiheit! Freiheit ist immer nur Freiheit des anders Denkenden. Es gibt kein fertiges Rezept für den Sozialismus. Er läßt sich auch nicht nach einem Ukas oktroyieren. Und sozialistische Demokratie beginnt auch nicht erst im fernen gelobten Land, sondern schon beim Aufbau des Sozialismus. Sie kann nicht das Weihnachtsgeschenk einer kleinen führenden Minderheit fürs brave Volk sein, sondern nur das schöpferische Werk der arbeitenden Klasse selbst. Sozialistische Demokratie braucht die Vielfalt der Erfahrungen. Braucht ungehemmt schäumendes Leben, tausend neue Formen, uneingeschränkte öffentliche Meinung. Verhindert Schreckensherrschaft das alles, was bleibt dann, Wladimir? Ohne allgemeine Wahlen, ohne Presse- und Versammlungsfreiheit, freien Meinungskampf erstirbt alles Leben, wird zum Schein-Leben, in dem allein die Bürokratie tätig bleibt. Einige Dutzend Parteiführer von unerschöpflicher Energie dirigieren und regieren. Und eine Elite der Arbeiterschaft wird von Zeit zu Zeit zu Versammlungen aufgeboten, um den Reden der Führer Beifall zu klatschen und vorgefertigten Resolutionen zuzustimmen. Eine Diktatur allerdings, aber nicht die Diktatur des Proletariats, sondern die Herrschaft einer Clique sozialistischer Diktatoren. Und würde ich mich Ihnen, Wladimir, blind und kritiklos unterwerfen – würden Sie mich dann aufnehmen in den Kreis Auserwählter? Säße ich dann neben Ihnen auf der Ehrentribüne, von goldenem Lorbeer umkränzt, von den Lobhudeleien der Delegierten sanft umschmeichelt?

Ahnen Sie, wie mir da zumute wäre? Als würde mir ätzende Säure ins Gesicht geschüttet. Ich müßte mein Gesicht davor schützen, mit einer Maske. Mein ganzes Gesicht? Bliebe wenigstens die Stirn noch frei und der Gedanke dahinter? Und die Augen, um mir *meine* Sicht zu bewahren? Auch das Tor zu den Höhlen der Seele muß verdeckt werden, so ist es Pflicht schon beim Karneval.

Der Mund? Auch der Mund. Die Lippen könnten ja verräterisch zucken, angeekelt schrumpfen, sich spöttisch wölben gegen den Maskenzwang. Wo endet mein ICH, wo beginnt meine Maske? Von den Haarwurzeln bis hinab zum Kinn: angepaßt durch die optimistische Einheits-Maske. Bis eines Tages die Maske sich nicht mehr löst und mit dem Gesicht darunter verwächst, und das ICH wird eins mit seiner Maske. Muten Sie mir eine solche Zukunft zu, Wladimir?

Geht Ihnen jetzt der Atem aus, Rosa, wird Lenin unbeeindruckt fragen. Selbst Ihrer Mimi gewähren Sie ein eigenes Katzenklo. Aber Sie beschmieren sich und uns mit dem Kot Ihrer Kritik.

Ich tue es, mit tiefen selbstquälerischen Zweifeln. Darf ich angesichts der Verbrechen des Kapitals unsere eigenen Gebrechen und Verbrechen beklagen? Ich darf es, Wladimir, ich muß es. Marx hat das von uns gefordert: daß sich proletarische Revolutionen ständig selbst kritisieren, daß sie ihre eigenen Schwächen, die Halbheiten und Erbärmlichkeiten ihrer ersten Versuche grausam-gründlich verhöhnen müssen – bis sie ihren Gegner endgültig niedergeworfen haben. Haben wir ihn niedergeworfen? Er steht überall wieder auf, riesenhaft. Noch ist die Revolution wieder umkehrbar. Und deshalb, Wladimir, deshalb müssen wir – –

Und plötzlich verstumme ich. Woher nehme ich das Recht, die Bolschewiki zu verdammen? Sie sind in einer absolut fatalen Lage. Im Krieg gegen die ausländische Intervention, Kampf gegen die Konterrevolution im eigenen Land. Ich verlange Übermenschliches von Ihnen, Wladimir. Ich, die selbst nur Halbheiten zustande gebracht hat! Erteile Ihnen kluge Ratschläge, wie ein deutscher Schulmeister, der von einer Revolution ohne Fehler träumt. In dieser Teufelsküche lassen sich auch mit riesenhaftem Idealismus und sturmfester revolutionärer Energie weder Sozialismus noch Demokratie schaffen, höchstens verzerrte Anläufe zu beiden. Aber selbst in ihrer Verzerrung war und bleibt die russische Revolution eine weltgeschichtliche Tat. Ihre Spuren werden in Äonen nicht untergehen. Wladimir, verzeihen Sie meine ungeduldige Kritik.

Lenin wird verzeihen. Übrigens, wird er gleichmütig hinzufügen, übrigens sind Sie einer Lüge der deutschen Presse aufgesessen, Rosa. Dzierżyński ließ nicht zweihundert Sozialrevolutionäre hinrichten. Es waren nur zehn. Sie sabotierten meine Friedenspolitik mit Deutschland. Rußland brauchte den Frieden, brauchte diese Atempause. Wir mußten uns vom Würgegriff der Konterrevolution befreien. Mit allen Waffen der Notwehr. Oder hätten Sie an meiner Stelle anders gehandelt, Rosa? – – – Rosa!

O Gott, bewahre mich vor dieser Frage. Ich weiß es nicht. Es gibt Zwänge, sie zu mißachten ist tödlich. Ich habe es erfahren müssen in diesen Januarwochen. Ich war kein Beobachter mehr einer fernen Revolution. Ich mußte selbst entscheiden.

Hätten Sie an meiner Stelle anders gehandelt, Rosa?

Hätte ich wie Sie, Wladimir, ebenfalls den roten Terror verkündet? Ich rief auf zum bewaffneten Kampf, ja, aber gegen die Konterrevolution. Doch Sie ließen zehn Mitstreiter erschießen, weil sie sich Ihrer Politik widersetzten. »Nicht zweihundert! Nur zehn!« Nur! Und wo ist die Grenze? Wenn es nun eines Tages hundert wären, tausend, hunderttausend? Es gibt nicht nur den Würgegriff der Konterrevolution, Wladimir. Es gibt auch das Würgeisen der Rolle, des Amtes, der Funktion. Und auch das erstickt den freien Atem des Individuums.

Hätten Sie an meiner Stelle anders gehandelt, Rosa? Und unter dem Zwang der Funktion die Todesurteile vollstreckt?

Wenn die Vollstreckerin zuvor Rosa in sich ertötet hätte. Oder hätte Rosa die Vollstreckerin humanisieren können? Die Schreckensherrschaft abschaffen? Zuvor hätte der Terror Rosa abgeschafft. Ich bin Rosa Luxemburg und nicht Feliks Dzierżyński. Die sozialistische Revolution haßt und verachtet Gewalt und Mord.

Lenin wird lächeln. Sie wollen rein bleiben, Rosa. Unschuld der Rose im Morgentau. Aber die Antwort auf den weißen Terror kann immer nur der rote sein.

Und die Antwort auf den roten, Wladimir?

Das ist das Leben, Rosa, die Logik der Vernunft. Terror – die Logik der Vernunft? Nein, der Beweis großer Schwäche.

Haben Sie eine andere Waffe gegen die Feinde der Revolution?

Gegen ihre *Feinde,* Wladimir! Aber wenn Sie aus dieser Not eine Tugend machen und sie auch noch theoretisch begründen – Terror als Staatsraison überhaupt – und das dann auch noch als Muster sozialistischer Taktik empfehlen, dann,

Wladimir, wird das gefährlich, höchst gefährlich für die ganze Arbeiterbewegung.

Rosa, Sie waren für mich immer der Adler der Revolution. Verkümmern Sie nicht zu einem Huhn, das von jedem geschlachtet werden kann.

Geschlachtet. Freiheit ist immer die Freiheit des anders Denkenden. Voll Bitternis erinnere ich mich an diesen Satz: vor nicht allzulanger Zeit den Bolschewiki ins Poesiealbum geschrieben. An diesem Imperativ maß ich den Wert jeder menschlichen Gemeinschaft. Was aber, wenn anders Denkende *mich* meiner Freiheit berauben? Nicht nur der Gedankenfreiheit, auch der Freiheit zu leben? Freiheit ist immer die Freiheit des anders Denkenden. Soll diese Forderung nur für uns gültig sein? Die Mordbande der anders Denkenden steht bereits vor der Haustür.

Ob zu spät oder nicht zu spät, ich werde nicht davonlaufen.

Es war längst schon beschlossen, im Unterbewußtsein, von dem Augenblick an, als ich mich niederlegte. Vielleicht schon seit Tagen.

Ich kenne sie, hellseherisch, meine Zukunft.

Angekommen bin ich an einem Kreuzweg. Der Wegweiser zeigt in vier Richtungen. Und auf jedem der vier Arme steht: ZUM FRIEDHOF.

Der erste Weg führt mich an ein offenes Grab. Das ist innen grob ausdrapiert, schwarzweißrot. Ich stehe davor. Hinter mir Weißgardisten. Ein Kolbenschlag auf den Schädel. Ab in die Grube.

Auch der zweite Kreuzweg leitet mich zu einem offenen Grab. Das ist fein rot ausgeschlagen. Ich stehe davor. Hinter mir Tschekisten. Ich fühle was Kaltes im Genick. Die Ewigkeit danach dauert lang.

Ein offenes Grab, ein schwarzes, auch auf dem dritten

Weg. Aber nicht meins. Es ist das Grab für einen Genossen, der anders dachte als ich. Mein Auftrag: Vollstrecke das Urteil! Und ich vollstrecke es.

Auch der vierte Weg endet vor einem Grab. Das ist mit goldenen Schlummerkissen gefüllt, und ich steige hinein und ruhe sanft.

Vier Gräber.

Das schwarzweißrote, gegraben von der Konterrevolution.

Die andern drei ausgehoben von der Revolution. Das rote für die kritische Genossin. Am schwarzen die entschlossene Vollstreckerin. Das goldene für die gedankenlos Angepaßte. Drei Todesfälle: Ketzertod, Gewissenstod, Hirntod.

Ich sehe sie, hellseherisch, meine Zukunft. Am Kreuzweg angekommen, welchen Weg gehe ich? Soll ich einstmals zum Hohn der ganzen Welt die Gräber offenbar machen, die wir uns selber schaufeln? Das läßt mein Stolz nicht zu, nicht meine Scham. Ich will nicht in diesen Gräbern vermodern.

Bleibt nur das eine Grab, das schwarzweißrote. Rosa, das Opfer der Konterrevolution.

Das wäre – wie ein Selbstmord!

Doch er wird als Mord vollzogen. Im Auftrag der Generale. Geduldet von den Regierungssozialisten. Ausgeführt von einer Handvoll Landsknechte.

Aber meine Mörder sehen eins nicht voraus: Sie machen mich zur heroischen Legende.

Dieser Mord läßt die kleine polnische Jüdin Rosa Luxemburg unsterblich werden. Gedanken sind leicht wie Spinnweb und flüchtig wie der Wind. Vor der Schwere des Körpers haben sie keinen Bestand. Körper verfaulen, und aus ihren Gräbern steigen die Leichen nicht wieder heraus. Aber welch Wunder: Auferstehung feiern ihre Gedanken. Auch meine Gedanken. Alle werden sie sie benutzen, Freund und Feind, wie ihr Interesse es ihnen befiehlt. Ein Schwert sind meine Worte den einen, um das Ideal des Sozialismus damit zu verteidigen – ein Schwert den andern aber, ihn hinzurichten.

Die Nachkommenden werden in Scharen zum Grab der Heiligen Rosa pilgern. Meine Feinde werden mich fürchten wie einen Wiedergänger. EINEN PFAHL IN DIE BRUST! Damit er nie wiederkehrt. Meine Freunde werden mich ihr Gewissen nennen. Werden niederknien an meinem Grab und mich bitten, daß ich ihnen ihre Gebresten heile. Sie von der Krätze der Feigheit befreie und ihrem unfruchtbaren Geist Leben einhauche. Sie werden mir ein Standbild errichten. Und die blutigen Tränen, die aus meinen Augen tropfen, werden sie sammeln und ausschreien wie eine Reliquie.

Nein, ich will keine Legende sein. Keine rote Gottesmutter-Kopie. Ich möchte nur eins: Daß die Niederlage mein Leben nicht wertlos gemacht hat wie eine ungültige Münze. Daß das, wofür ich mich von Versammlung zu Versammlung geschleppt, worum ich mich heiser geredet, worum ich geforscht, gelehrt, Aufrufe geschrieben und Tausend Und Eine Nacht im Zuchthaus verbracht habe – daß das alles nicht ganz vergessen wird. Und die Menschen sich daran erinnern wie an einen Traum in der Nacht, der einem unerfüllbaren Wunsch Erfüllung brachte. Vielleicht, daß sie dann nach seiner wirklichen Erfüllung suchen.

Nein, ich kann keine Legende sein, ich bin gescheitert. Ich habe die Wahrheit über die Welt gesagt, und sie wurde nicht gehört. War meine Stimme zu leise im Geschrei eurer Verführer? Oder euer Ohr von ihren Lügen verstopft?

War DIE ROTE FAHNE nur Papier?

Ruhten meine Beweise auf falschen Prämissen? Habe ich zu gläubig einem ehernen Gang der Geschichte vertraut, wie einem Naturgesetz, das sich verwirklicht, wenn seine Bedingungen erfüllt sind? Habe ich das Selbst-Bewußtsein der Arbeiter zu hoch angesetzt, Entscheidungen von ihnen gefordert, auf die sie noch nicht vorbereitet waren? Die Angst und den Haß des Feindes unterschätzt? War ich zu unentschlossen in diesen Wochen? Oder zu blindwütig? Was haben wir falsch gemacht, daß wir so tief stürzten? Eine sinnlose Frage. Selbst wenn ich die Antwort wüßte, sie hilft uns nicht mehr. Aber irgendwann werden sich die Herren Gelehrten und Parteistrategen an ihre Tintenfässer begeben, die Kautskys und Trotzkis und Stalins und Dzierżyńskis, und sie alle werden fragen, was lehrt uns die verlorene Revolution? Und alle werden sie Antwort wissen. Und auf Liebknecht weisen und auf mich. Den Kautskys waren wir weltfremde blindwütige Extremisten, den Bolschewiki weichherzige Träumer. Und so werden wir den Kautskys dazu dienen, noch sklavischer vor dem Kapital den Rücken zu beugen, und den Dzierżyńskis und Stalins, dem eigenen Volk den Rücken noch krummer zu schließen. Wir werden dann nicht mehr sein.

Aber in diesem Augenblick begreife ich die absurde Logik meiner letzten Stunde. Ich habe die Revolution nicht gemacht. Sie brach aus der Tiefe hervor, ein ungestümer Keiler. Mit gesenktem Kopf rannte er gegen den tödlichen Kordon der Jäger an. Ich konnte seinen Weg nicht lenken. Nur ihm zurufen, halte durch, erstürme dir deine Freiheit, dein Leben. Für diese Ermutigung soll ich nun sterben. Denn ICH BIN ROSA, DIE STIMME UND DER GEIST DER REVOLUTION. Meine Feinde hoffen, mein Tod sei auch der Tod der Revolution. Aber die Revolution wird auferstehen aus ihrem Grab, immer und immer wieder, an allen Ecken und Enden der Welt, bis das Wort erfüllt ist: ALLE VERHÄLTNISSE SIND UMZUWERFEN, IN DENEN DER MENSCH EIN ERNIEDRIGTES WESEN, EIN GEKNECHTETES, EIN VERLORENES, EIN VERÄCHTLICHES WESEN IST.

Und ihr, ihr Groß- und Kleinbürger, Generale und Gardeleutnants, ihr Marodeure, Barone, Bankiers und Aufsichtsrats-Vorsitzende, ihr Spitzel und Schreiberlinge, ihr Parteibonzen jedweder Couleur, ihr alle, die ihr in dieser Stunde – da die Uhren stille stehen und die Glocken dröhnend zerspringen müßten – die ihr in dieser Stunde erfahrt, SPARTAKUS ist geschlagen, wir sind am Ende, ohne Freunde, ohne Macht, ohne Seele, auf den Lippen nur das ersterbende TROTZ ALLEDEM – frohlockt nur über euern Sieg, den wir euch geschenkt haben. Dreht euch im Kaiserwalzer, schießt SALUT aus Kanonen und Champagnerflaschen, feuerwerkt Triumph in den Himmel, lobpreist euer Leben, euer Über-Leben. Glaubt ihr denn wirklich, es sei von ewiger Dauer, diese bienenhafte Fürsorge der Arbeitenden für die fette Königin in ihrer Mitte?

Nein, nicht ewig. Ewig ist das einzige Wort, das die Geschichte nicht kennt. Nichts ist ewig, nicht Ebert, nicht die Soldateska, nicht Dzierżyński, nicht das Kapital. In ihrem blinden Übermut bereiten die Herrschenden selber sich ihren Untergang.

Jeden Tag versinkt die alte Welt ein Stück mehr, jeden Tag ein neuer Abrutsch. Schließlich der Riesensturz. Wohin, in welchen Abgrund? In einen Hexensabbath voller Bluttaten und greller Effekte, wo der Irrsinn losgelassen ist und die Menschheit in unmenschlichste Leiden treibt.

Über diesem Abgrund leuchtet so fern und so hoch wie noch nie die Morgenröte der Vernunft.

O welch ein Schlußwort. Der Tragödie versöhnendes Ende?

Stiefeltritte. Poltern die Treppe herauf. Jetzt ruhig, Rosa, ganz ruhig. Wiege dich in den Versen des PHANTASUS. MEIN HERZ ERZITTERT / SELIG INS MOOS STRECKE ICH MICH UND WERDE ERDE / JETZT RANKEN BROMBEEREN ÜBER MIR / AUF EINEM SICH NEIGENDEN

SCHLEHDORNZWEIG ZWITSCHERT EIN ROTKEHLCHEN / AUS MEINER BRUST SPRINGT FRÖHLICH EIN QUELL / AUS MEINEM SCHÄDEL WACHSEN BLUMEN.

Sie sind oben. Stehen vor der Tür. Ob sie anklopfen? Ihre Fingerknöchel sind Gewehrkolben.

Ja, ich bin Rosa Luxemburg.

Nur eine Verhaftung? Nach Moabit?

Dann darf ich doch meine Reisetasche mitnehmen?

SINNGEBUNG DES SINNLOSEN

Es gibt sie noch, diese Abendgesellschaften im kleinen Kreis, die Nachtdiskurse und Nachdenklichkeiten bei Brot und Wein – jene heute schon betulich wirkenden Kaminge-spräche, wie sie vor fast zweihundert Jahren der Dichter E. T. A. Hoffmann beschrieb, Zusammenkünfte von Freunden, aus deren Mitte, wie nebelnder Tabaksrauch, die merkwürdigsten Geschichten emporstiegen: Geschichten über ein verödetes Haus oder den Mord an einem Marquis oder über einen Wunderdoktor. Wobei sich die Freunde manchmal auch nur über ihren gegenwärtigen Seelenzustand aussprachen, in den, wie der Dichter sagte, aller Schrecken, alles Entsetzen, alles Ungeheure der Zeit ihre blutigen Spuren eingegraben hatten.

Ja, es gibt sie noch, diese Zusammenkünfte langvertrauter Gefährten eines langen Lebens, und auch in unserm Falle gleichen wir Hoffmanns Serapionsbrüdern, die durch ein gemeinsames Streben in Kunst und Wissenschaft miteinander verbunden sind.

Wieder einmal hatten wir sechs uns in Cyprians Landhaus zusammengefunden, diesmal, um bei einer Bouteille Rotwein des siebenten Teilnehmers unserer Runde zu gedenken, den – um diese landläufige und doch so bezeichnende Wendung zu gebrauchen – wenige Tage zuvor der Tod aus unserer Mitte gerissen hatte. Der Tod war in Gestalt eines aus den Bayrischen Motorenwerken stammenden massigen Kraftfahrzeuges aufgetreten. Es hatte dem Kleinwagen unseres Freundes die Vorfahrt und ihm selbst das Leben genommen.

Den Erinnerungen an gemeinsame Erlebnisse mit dem Getöteten folgten naturgemäß bald allgemeine Betrachtungen über die Rolle des Zufalls im menschlichen Leben, der uns in seiner schlimmsten Gestalt als Unfall heimsucht.

Diese Wendung unseres Gesprächs hatte Lothar bewirkt, als er äußerte, am meisten habe ihn die Sinnlosigkeit von Walthers Tod betroffen. »Hätte eine Krankheit allmählich sein Herz zerrüttet, sein Abwehrsystem geschwächt oder seine Zellen selbstzerstörerisch wuchern lassen – aber dieser absurde Zufall, der ihn auslöschte! Warum mußten die beiden Wagen gerade in diesem Augenblick an dieser Stelle aufeinandertreffen? Zumal Walther am Unfall völlig schuldlos war!«

»Der Zufall«, entgegnete Cyprian, »erscheint sinnlos, weil er nicht vorhersehbar ist und deshalb nicht vermeidbar. Aber auch er unterliegt kausalen Zusammenhängen. Zwei Vorgänge stoßen aufeinander, jeder bis dahin in sich ursächlich bedingt. Nur daß sie gerade, wie du sagtest, in diesem Augenblick an diesem Punkt aufeinandertreffen, das ist zufällig. Nimm den Verursacher dieses Unfalls. Bei dem BMW-Fahrer könnten wir sicherlich auf ein ganzes Geflecht von Ursachen für seine Schuld stoßen. Vielleicht hatte ihn Alkohol veruntüchtigt. Vielleicht war er übermüdet oder unaufmerksam wegen eines Streites mit seiner Frau oder ad infinitum ...«

»Und das soll die Sinnlosigkeit von Walthers Tod aufheben?« widersprach Lothar gereizt.

»Vielleicht hätte Walther selbst den Zusammenstoß noch vermeiden können, hätte er nicht blindlings seinem Vorfahrtsrecht vertraut, und so möglicherweise im letzten Augenblick die Gefahr erkannt und darauf reagiert.«

»Nicht der Mörder, der Ermordete ist schuldig!« rief Lothar, jetzt in heller Empörung. Maximilian stimmte ihm zu. »Das ist doch ein ganz untauglicher Versuch, Cyprian, Walthers Tod sozusagen wie eine Naturgesetzlichkeit hinzunehmen. Mit deiner Erklärung mochtest du einst vielleicht vor deinen Studenten bestehen. Aber daß wir uns durch eine solche Pseudophilosophie mit Walthers Tod abfinden sollen, finde ich, ehrlich gesagt, recht pietätlos. Du willst nichts anderes, als diesem sinnlosen Tod einen Sinn zu geben.«

»Sinn und Sinnlosigkeit«, verteidigte sich Cyprian, »schließen die einander wirklich aus? Da bin ich mir gar nicht so sicher. Wie ihr wißt, arbeite ich gerade an einem Buch über spektakuläre Mordfälle, die den Zeitgenossen von heute nicht mehr erinnerlich sind. Bei meinen Recherchen stieß ich auf einen Fall, der anfangs ganz alltäglich erschien. Ein Mann erschießt einen andern, ein simpler, kruder Mord. Aber bald nahm er für mich philosophische Dimensionen an. Er zwang mir mehr Fragen auf, als ich Antworten finden konnte, Fragen, die unser Gespräch über Sinn und Sinnlosigkeit des Weltgeschehens berühren. Deshalb will ich euch die Geschichte erzählen, die wahrscheinlich der Anlaß meiner noch fragwürdigen Äußerungen gewesen ist. Es handelt sich, wie ich euch versichere, um eine wahre Geschichte. Wenn ich die tatsächlichen Vorgänge hier und da ein wenig verändere, hier etwas weglasse, da etwas verdichte, so geschieht das nur aus dramaturgischen Gründen. Oder, wie Hegel sagte, um die Begebenheit reiner und durchsichtiger hervorzuheben, als die an sich unkünstlerische Wirklichkeit sie darbietet. Um der Redlichkeit willen werde ich euch aber darüber unterrichten, wo und warum ich von den überlieferten Tatsachen geringfügig abweiche.«

Nachdem Cyprian einige Papiere zurechtgelegt, allen nochmals eingeschenkt, die Leuchtkraft der Halogenlampe verringert und so die rechte Atmosphäre geschaffen hatte, fuhr er fort: »In diesem Kriminalfall geht es eigentlich um zwei Morde. Die Opfer wurden, wie ich schon erwähnte, erschossen, das eine im März, das andere im August 1933.«

1933. Diese Jahreszahl löste bei uns eine Art bedingten Reflexes aus. Waren wir damals auch noch Kinder, denen sich die Wirklichkeit erst schattenhaft darbot, hatten wir doch allein durch unsere bloße Existenz schon die Bühne betreten, die zwölf Jahre lang, bald auch mit uns als Statisten, ihr Schauerdrama aufführte. 1933 – das ist wie ein Brandmal in unserm Gedächtnis. Cyprian war damit von Anbeginn aller Pflicht enthoben, uns ein Kolorit jenes von Feuer und Blut verfärbten Jahres zu vermitteln.

Eines aber, setzte Cyprian fort, müsse er seiner Geschichte noch voranstellen. Er werde sie nicht zusammenhängend erzählen, sondern, ganz im Sinne eines der beiden Mordopfer, als Bericht über gesetzlos-zufällige Begebenheiten darbieten, die vorerst keinen andern Wert haben, als daß sie sich einmal ereignet haben.

Etwas sei da und dort geschehen, ohne daß schon seine Bedeutung erkenntlich werde.

Das erfordere von seinen Zuhörern eine besondere Geduld. Er wolle uns jetzt mit einigen Personen bekannt machen, die in die Mordgeschichte verwoben sind, aber noch offenlassen, welchen Platz sie in dem erst später sichtbaren Netzgewebe einnehmen. »Ich beschränke mich dabei, liebe Freunde, auf nur wenige Figuren des Kriminalfalles: auf einen Philosophiedozenten, einen Serienmörder, einen General und einen Hellseher. Eine bunte Gesellschaft, nicht wahr, und nichts deutet vorerst darauf hin, was sie schicksalshaft miteinander verbinden könnte. Vielleicht, daß der Serienmörder die beiden Morde begeht? So schnell ist meine Geschichte nicht zu Ende. Getreu meinem Vorsatz, Tatsachen sprechen zu lassen, stelle ich euch die erste Person unseres Falles vor, den Massenmörder Fritz Haarmann.«

Cyprian nahm einige Fotokopien zur Hand. In der Zeitschrift DAS TAGEBUCH, Heft 52, Jahrgang 1924, berichtete ein Journalist, der am Prozeß gegen den Mörder teilnahm:

»In Hannover, einer Stadt von 450 000 Einwohnern, wurden in den Jahren 1918 bis 1924 auffallend viele Menschen vermißt. 1923 etwa 600, meist Knaben und Jünglinge. Im Mai 1924 fand man die ersten Knabenschädel. Im Juni abermals Schädel. Allmählich entstand eine Volkspanik. Die Leute wanderten in Massen auf die Brücken und an die Ufer des Leinestroms. Alles suchte und fand Knochen. Verschiedene Spuren wiesen auf Lustmorde hin. Kriminalpolizei, Sicherheitspolizei und Gerichtsarzt rieten auf eine stadtbekannte Person: den Kriminalspitzel und Kleiderhändler Fritz Haarmann. Erst am 23. Juni nahm man den Mann fest. Über die Zahl seiner Opfer sagt er: Es können fünfzig gewesen sein, vielleicht mehr; ich weiß es nicht.«

Cyprian legte die Blätter auf den Tisch zurück. Der Berichterstatter, fuhr er fort, sei psychologisch sehr erfahren gewesen, denn in einem weiteren Artikel beklagte er, daß das Gericht versäumt habe, den Triebtäter psychoanalytisch untersuchen zu lassen. In seinem Bericht holte er dieses Versäumnis nach, ich lese euch einige Sätze daraus vor: »Am öftesten erscheint er wie ein maulendes, gar nicht bösartiges, ganz eigenbezügliches, renommistisches und leicht lenkbares Kind. Er ist ungemein leicht beeinflußbar ... Er ist Augenblicks- und Triebmensch, grübelt nie über Geschehenes und ist ganz ohne Mitleid. Zwischen Vorstellungen und Handlungen herrscht bei ihm Kurzschluß. Der Hauptzug seines Charakters ist kindliches Zärtlichkeitsbedürfnis. Er möchte durchaus geliebt sein ... Er hat sein halbes Leben in Zuchthäusern und Gefängnissen verbracht. Die sexuelle Genußgier ist eigentlich der einzige positive Inhalt seines Seelenlebens. Er hat weder Sinn für Sport noch für Politisches noch für Gedankliches. Seine Sexualität fraß sozusagen alle anderen Seeleninhalte. Auf den Trümmern der geistig seelischen Menschlichkeit blieb nichts übrig als die gespenstige Schlauheit und Berechnung im Dienst vormenschlichen Triebwahns ... Es ist vielleicht wesentlich, wenn ich noch bemerke, daß das Sexualleben durch diesen ungeheuren Mißbrauch so abgestumpft und schwer erregbar wurde, daß es außergewöhnlicher Anpeitschungen bedarf, um zum Orgasmus zu kommen. Dazu sind bei ihm wohl ganz besondere Vorstellungen (wie die Unberührtheit der Jugend, die Gefährlichkeit seiner Tat oder auch die Angst und die Heimlichkeit usw.) nötig. Die Zerstückelung der Leichen war ihm ein Grauen. An den Leichen weinte er.«

Der Berichterstatter, bemerkte Cyprian, suchte dann Haarmanns Perversität psychoanalytisch zu erklären. Seine Analyse sei sehr tiefsinnig. Er nannte Haarmann einen Regiefehler der Natur, Orgasmus und Töten fielen zusammen, längst versunkene atavistische Triebregungen, die der Kulturmensch sublimiert hat, seien bei ihm wieder hervorgebrochen.

»Das ist ja eher ein psychologisches Gutachten als ein Zeitschriftenartikel«, bemerkte Lothar.

»Der Reporter begnügte sich nicht damit, in Haarmanns seelische Abgründe hinabzuleuchten, weil das Gericht eine solche Untersuchung vernachlässigt hatte. Er klagte das Gericht auch an, es habe die Mitschuld der Behörden an den Massenmorden ausgeklammert. Haarmann sei im Dienst der Polizei als Spitzel tätig gewesen und deshalb von ihr geschützt worden. Mit einem früheren Kriminalisten betrieb Haarmann – den man deshalb auch den Herrn Kriminal nannte – nebenbei eine Detektei. Bei Haarmann verkehrten Ganoven ebenso wie Polizisten, und er verriet die einen an die andern.« »Die Verwendung entlassener Zuchthäusler zum Polizeidienst«, schrieb der Reporter ironisch, »ist eine erstaunliche Art moralischer Heuchelei.« Obwohl Haarmann schon Jahre zuvor in Mordverdacht geraten war, sei die Polizei dem Verdacht nur lässig und ungläubig nachgegangen, denn der Mann stand ja im Dienste der Polizei. Mit diesen Vorwürfen machte sich der

Reporter beim Gericht höchst unbeliebt, er wurde schließlich als Prozeßbeobachter aus dem Gerichtssaal gewiesen.

Nur wenige Menschen erkannten damals den Fall Haarmann als Gleichnis für eine ganze Gesellschaft. Der Berichterstatter des TAGEBUCHS nannte die Empörung über den Massenmörder verlogen. Er schrieb: »Wie, fragt sich der Kulturmensch, Raubtiere gibt es doch nur noch in der Wüste? Aber sehen wir doch einmal hinaus in die Straßen dieser Stadt. Diese grauen elenden Steinkästen der Häuser, die Höhlenwohnungen, der Asphalt, auf dem keine Blume wächst – ist das etwa keine Wüste? Und so kalt sieht es auch in der Seele der Menschen aus, die darin zu leben verdammt sind. Wir haben neue Wüsten geschaffen, in denen neue Raubtiere wachsen, Raubtiere in Menschengestalt, mit Radio, Elektrizität und seidener Wäsche. Heute ist die Menschheit entsetzt über Haarmann. Dieselbe Menschheit, die nach Materialschlachten mit 500 000 Toten ihre Feldherren mit Orden schmückte, ist entsetzt über einen Mann, der vielleicht 30 Menschen umgebracht hatte.«

Mit diesem Zitat aus einer zeitgenössischen Zeitschrift, sagte Cyprian, wolle er das Porträt des Polizeispitzels und Massenmörders Haarmann beenden, denn es erlaube ihm jetzt einen sozusagen eleganten Übergang zu einer weiteren Person des Kriminalfalles: zu dem mit Orden geschmückten General Paul von Hindenburg.

Wie Haarmann war auch er ein Bürger Hannovers. Aber innerhalb derselben Stadt lebten die beiden wie in zwei verschiedenen Welten. Jener zwischen Entgleisten und Verbrechern in der Unterwelt, dieser neben ehrbaren Bürgern in einer unerreichbaren Oberwelt. Dieser Mann, so lesen wir im PRAGER TAGEBLATT vom 25. April 1925, »Deutscher, Preuße, Christ, Monarchist, Soldat«, sei für viele Deutsche so etwas wie »ein Fetisch, eine Statue, ein Symbol.«

»Ihr erinnert euch: Generalfeldmarschall von Hindenburg war als Generalstabschef der Planer der blutigsten Massenschlachten des Ersten Weltkrieges gewesen. Zwölf Tage, nachdem Haarmanns Kopf unter der Guillotine gefallen war, wählte die Mehrheit der Deutschen Hindenburg zum Reichspräsidenten. Damit hatte Deutschland einen Mann zu seinem höchsten Repräsentanten auserkoren, den dessen engster Mitarbeiter, General Ludendorff, als Idealgestalt des Kriegers bezeichnete.

In seinen Wahlreden hatte Hindenburg alles versucht, die Beschuldigung seiner Gegner, er sei ein Militarist und Massenmörder, zu entkräften. Aber er konnte nicht widerlegen, daß er ein Relikt des alten monarchistischen Deutschlands war. Er leugnete Deutschlands Mitschuld am Weltkrieg, verleumdete die Revolution von 1918, die Deutschland zur parlamentarischen Demokratie machte, und versprach seinen Wählern, Deutschland zu neuer nationaler Größe und Weltgeltung zu führen. In seinem Aufruf ans Deutsche Volk am 11. April 1925, wenige Tage vor der Wahl, forderte er den Bürger auf: »Hilf auch du mit zur Auferstehung unseres Vaterlandes!« Dieser Aufruf erschien am Ostertage, er sollte wohl aus dem Wunder der Auferstehung Christi neuen Glauben an Deutschlands göttliche Mission bewirken. Dafür, so sagte Hindenburg, erbitte er Gottes Beistand.«

Aber, so fügte Cyprian hinzu, anscheinend liebte Gott dieses Deutschland nicht so sehr wie seinen Sohn. Acht Jahre später war Deutschlands Auferstehung noch immer nicht erfolgt, es lag tiefer im Grabe als je zuvor. Bekanntlich beauftragte Hindenburg dann einen Totengräber, Deutschland zu tausendjährigem Leben zu erwecken. Der Totengräber hieß Hitler und wurde am 30. Januar 1933 von Hindenburg zum Kanzler berufen. Der Weg der Horden des Braunauers für die Massenmorde an Andersdenkenden war eröffnet. Mehr nicht dazu, schloß Cyprian, das Weitere ist euch in all seinen Folgen bekannt.

Cyprian holte eine neue Flasche des Bordeaux Rouge 1989, schenkte ein und sagte dann, jetzt wolle er die nächste Figur vorstellen. Sie sei mit schauerlicher, fast unglaublicher Ironie in den Mordfall verwickelt.

Dieser Mann, mit bürgerlichem Namen Hermann Steinschneider, sei damals ein allseits bestaunter und bewunderter, aber ebenso als Betrüger verschrieener Hellseher gewesen, der seine Zuschauer mit okkulten Wundern verblüffte.

Gerade heute, fügte Cyprian ein, da der Wunderglaube auch in unserm Volk wiederum Millionen Menschen in seinen Bann zieht, sei das blinde Vertrauen in Heilsprediger, Untergangspropheten, Astrologen, Hellseher und ähnlich Erleuchtete, wenn auch nicht gutzuheißen, so doch aber verständlich. Je dunkler die Gegenwart, je bedrohlicher die Zukunft, desto leuchtender der Pfad des Glaubens. Je würgender die Angst vor anschleichenden sozialen Katastrophen, je mächtiger das Mißtrauen gegenüber den Regierenden, desto drängender die Hoffnung auf Befreiung durch übernatürliche Mächte, durch Götter, Sterne, Außerirdische und Gurus.

Die Welt um 1930 ist uns so fremd heute nicht. Sie erzitterte unter pausenlosen politischen Erdbeben. Kolonialkriege in Afrika, Volksaufstände in Indien, Kurdenerhebungen im Iran, Bürgerkrieg in China, Militärdiktaturen in Jugoslawien, in Südamerika. Und in Deutschland selbst: mehr als fünf Millionen Arbeitslose, ruinierte Bauern und Handwerker, massenhaft Konkurse, Zwangsversteigerungen, die Regierungen unfähig, der wachsenden Verelendung Herr zu werden. Ein Sumpf der Verzweiflung, über dem das Irrlicht der Hoffnung geisterte, noch einmal aus dem Schlamm befreit zu werden.

Diese Befreiung versprach Hitler.

Und Hermann Steinschneider, der sein Judentum hinter dem Künstlernamen Erik Jan Hanussen verbarg, wurde Hitlers Prophet.

Hanussen war sich seiner manipulierenden Macht so sicher, daß er freimütig über seine Taktik sprach. Er könne, schrieb er am 22. 2. 1922 im NEUEN WIENER JOURNAL, jedem Menschen die ganze Vergangenheit und Zukunft künden. »Ich überschütte mein Medium mit einem Schwall von Behauptungen und lasse dem ohnedies verwirrten Gehirn nicht für eine Sekunde Zeit zur Kritik. Die von mir mit ungeheurer Festigkeit vorgebrachten Argumente ... haben die Wirkung, daß das Gehirn, bei der angeborenen Denkfaulheit in jedem Individuum ... sich nicht weiter bemüht, meine Worte einer kritischen Untersuchung zu unterziehen und Widerstand zu leisten.«

Einige Jahre später bekräftigte er, wem er seinen Ruhm als Hellseher verdankte: einem denkgestörten Publikum. Im gleichen Blatt schrieb er 1930 über sein Publikum: »Schwachköpfige, wundersüchtige Hysteriker, ein paar Unglückliche ... Warum nun werden mir immer Menschen bedingungslos vertrauen? Weil ich stärker bin als sie, mutiger, energischer, willenskräftig. Weil sie Kinder sind und ich ein Mann.«

So hatte Hanussen frühzeitig erkannt, welch leichtes Spiel ein Scharlatan hat. »Der Schein des Wunderbaren«, offenbarte er, »wird ihn umgeben in den Augen seiner Gesellschaft, die tausendmal gefügiger auf jede Suggestion eingehen wird, denn sie ist gläubig geworden an meine Gewalt, der sich zu widersetzen einfach zwecklos wäre.«

Schließen wir dem Selbstbekenntnis des Scharlatans Hanussen die Selbstcharakteristik eines andern Scharlatans an. Hitler äußerte 1934 gegenüber dem Danziger Senatspräsidenten Dr. Rauschning: »Die Masse ist wie ein Tier, das seinen Instinkten gehorcht, sie stellt keine verstandesmäßigen Überlegungen an. Ich kann die Masse nur führen, wenn ich sie aus ihrer Apathie reiße, nur eine fanatisierte Masse ist lenkbar. Ich habe die Massen fanatisiert, um sie zum Werkzeug meines

Willens zu machen. In einer Massenversammlung muß das Denken ausgeschaltet werden. Was ich dem Volk im Massenzustand sage, in dem aufnahmewilligen Zustand fanatischer Hingabe, bleibt wie eine in der Hypnose gegebene Parole, das hält gegen jede vernünftige Belehrung stand.«

So verwundert es nicht, was den Juden Hanussen und den Antisemiten Hitler zusammenführte. Beide verband der gleiche Wille zur Macht über die Massen. Hypnotische Manipulierung, blinder Glaube an ein Wunder ersetzten das kritische Denken. Und ein Wunder erschien notwendig in der Zeit der Krisen und Katastrophen, das Wunder eines Heilands, der Deutschland erlösen und von allen Gebresten heilen sollte.

Hanussen hatte seine Chance erkannt, als Verkünder der nahen Ankunft des Heilands des gleichen Ruhms teilhaftig zu werden wie die Propheten, die in ihren überirdischen Gesichten das Erscheinen des Weltenretters Jesus voraussahen. Wie ich schon sagte, wiederholte Cyprian: Hanussen wurde Hitlers Prophet. In überfüllten Sälen offenbarte der Hellseher seine Visionen von Hitlers Sieg. In seiner astrologischen Zeitung begründete er Hitlers Aufstieg aus der Allmacht der Gestirne. Schicksalsgläubig strömten die Massen Hanussen zu. Er scheffelte Geld. Er ließ sich in Berlin einen okkulten Glaspalast bauen. Bankiers, Schauspieler, Ministerialbeamte bestellten sich Horoskope. SA-Führer wie Graf Helldorf und Sturmführer v. Ohst suchten Hanussens Freundschaft wie er die ihre. Sie liehen sich Geld von ihm, er versprach sich von ihrer Abhängigkeit Einfluß und Macht.

Wenige Wochen, nachdem Hitler Reichskanzler geworden war, waren die Reichstagswahlen fällig. Sie sollten Hitlers Gewaltherrschaft demokratisch legitimieren. Am 24. Februar gab Hanussen eine »Wahlsondernummer« seiner astrologischen Zeitung heraus. Darin behauptete er, die Stellung der Gestirne sei für Hitler günstig, für die Kommunisten aber verhängnisvoll: »Die KPD wird schwere Gefahren durchmachen und mit einer Schwächung ihrer Position zu rechnen haben.« Deshalb sei zu erwarten, »daß sie mit einem durch Sowjet-Mittel subventionierten allerletzten Gewalt- und Verzweiflungsstoß vorgeht.«

Am gleichen Abend gab Hanussen im Glaspalast eine Seance. Mit theatralischer Stimme verkündete er eine Vision: »Ich sehe einen großen ehrwürdigen Raum ... der Sitzungssaal der Reichskanzlei ... Draußen Lärm ... Die SA rückt ein ... Ein gewaltiger Sieg! Das Volk will zu Hitler! Viktoria! Jeder Widerstand ist zwecklos. Aber der Lärm kommt näher. Wird gekämpft, wird geschossen? Nein ... nein ... ich sehe Flammen. Es brennt. Eine furchtbare Feuersbrunst ist ausgebrochen ... ein großes öffentliches Gebäude ... Verbrecher haben Feuer gelegt, wollen Deutschland im letzten Augenblick in ein furchtbares Chaos stürzen. Man muß zupacken, um das Gewürm zu vertilgen. Nur die eiserne Faust des erwachenden Deutschland kann Chaos und Bürgerkrieg bannen. Wer Hitler in den Arm fällt, hilft dem Bolschewismus ...«

Drei Tage später brannte der Reichstag. Hitler machte die Kommunisten dafür veranwortlich. Die Gelegenheit war da, das Gewürm zu vertilgen.

Es liegt auf der Hand, daß Hanussen die Absicht der Nazis kannte, den Reichstagsbrand als Vorwand für die Vernichtung der antifaschistischen Opposition zu benutzen. Es gibt sogar Zeugen dafür, daß Hanussen selbst diesen Plan ausgeheckt und den SA-Führern empfohlen hatte. Wie auch sonst hätte er drei Tage zuvor den Brand »hellsehen« können?

In jenen Tagen trat der Hellseher auch in Hannover auf. Plötzlich sind wir wieder in dieser Stadt, in der Stadt Haarmanns und Hindenburgs. Der Massenmörder liegt seit acht Jahren im Grab, der Generalfeldmarschall repräsentiert noch immer das von ihm installierte Hitlerdeutschland.

Hannover, Haarmann, Hindenburg, Hanussen – eine merkwürdige Alliteration, nicht wahr?

Hanussen also in Hannover. Damit nähern wir uns allmählich dem Höhepunkt des Dramas, dem bald die Peripetie in die Katastrophe, ins tragische Ende folgen wird.

Auch hier in Hannover ließ Hanussen seine zahlreichen Gäste einen Blick in die Geheimnisse der Zukunft tun. Nicht nur, daß er Hitler als Erretter vor der jüdisch-marxistischen Weltverschwörung pries – er benutzte seinen Auftritt auch dazu, öffentlich Rache an einem Bürger Hannovers zu nehmen, von dem er sich beleidigt fühlte. Dieser Mann hatte kürzlich in einer Zeitung geschrieben, Hanussen mißbrauche seine Suggestivkraft, teils um Geld herauszuschlagen, teils aus Machtwünschen und Eitelkeit.

In dieser seiner Eitelkeit tief verletzt, war Hanussen so mutwillig, heute möchte man sagen, so unvorsichtig, sein geheimes Wissen über des Kritikers Zukunft als astrologisch begründetes Schicksal zu verkünden: »Und ich sehe auch, ein in Hannover sehr bekannter Gelehrter, über den hier sehr viel gesprochen wird, wird noch in diesem Jahr den Tod erleiden.«

Dem bedrückenden Schweigen, das seine Vision begleitete, folgte bald johlender Beifall. Hanussens Zuschauer wußten, wessen Tod der Hellseher soeben prophezeit hatte. Dieser »sehr bekannte Gelehrte« war in Hannover tatsächlich berühmt, oder besser gesagt, berüchtigt: der ehemalige Universitätsdozent Dr. Theodor Lessing, der schon vor Jahren evaluiert und als politisch untragbar abgewickelt worden war.

Und damit, liebe Freunde, sind wir bei der vierten Hauptfigur der Mordgeschichte, der eigentlichen Zielperson meines Berichts, angelangt.

Cyprian und seine Zuhörer hatten inzwischen die Flasche geleert, eine weitere zu öffnen machte sich notwendig. Dann entnahm Cyprian dem Regal erneut einige Dokumente und bereitete sich auf die Fortsetzung seines Berichtes vor.

»Dr. Theodor Lessing, ehemals Privatdozent für Philosophie an der Universität Hannover, ist heute vergessen. Auch euch bedeutet sein Name wohl nichts mehr, es sei denn, unser Historiker Werner vermag ihn aus einer Schublade seines Gedächtnisses hervorzuziehen, als Verfasser des 1919 erschienenen geschichtsphilophischen Werkes GESCHICHTE ALS SINNGEBUNG DES SINNLOSEN. Weckt dieser Titel eine Erinnerung? Manchmal überlebt ein einziger Satz seinen Schöpfer. So auch bei Lessing. Sein literarisches Werk ist erstaunlich vielseitig, er schrieb über Schopenhauer und Nietzsche, über Haarmann und Hindenburg, über Hypnose und Suggestion und Schauspielkunst, über Blumen und Tiere, löste eine Kampagne gegen den Umwelt-Lärm aus, warnte vor den Folgen einer entfesselten Technik.«

Cyprian seufzte auf, als stünde ihm nun Unangenehmstes bevor. Bisher habe er besten Gewissens Vorgänge erzählt, wie er sie in zeitgenössischen Berichten gefunden habe. Er habe sie so erzählt, wie Theodor Lessing selbst Geschichte, Weltgeschichte überhaupt, sah: als eine Häufung zufälliger Geschehnisse ohne inneren Zusammenhang. »So habe ich euch auch vier Personen in gröbsten Umrissen vorgestellt, die bisher keinerlei Beziehung zueinander hatten außer der einen: daß der eine den baldigen Tod des andern verkündete. Nun muß ich diese Berichterstattung aufgeben und der Phantasie einen größeren Spielraum erlauben. Dabei setze ich der Willkür der Erfindung eine enge Grenze: die Wahrscheinlichkeit.

Jede beliebige Situation enthält verschiedene Möglichkeiten, wie sie sich weiter entwickelt. Einige Möglichkeiten sind stärker begründet als andere, und der Zufall spielt seine Rolle. Wenn ich also den Ablauf der Ereignisse nun ein wenig verändere, dann nur in dem Maße, daß er auch so möglich gewesen wäre – wobei ich immer das Wesentliche der Vorgänge beibehalte.«

Er werde jetzt also den Vorhang für den letzten Akt öffnen. Das Bühnenbild: ein Vereinszimmer in einem Gasthaus in Marienbad.

An diesem Sommerabend hält Dr. Lessing einen Vortrag über das Thema DEUTSCHLAND UND SEINE JUDEN. Er halte sich, sagt er einleitend, in diesem berühmten böhmischen Kurort nicht als Kurgast auf, sondern habe als deutscher Emigrant vorübergehend bei Freunden hier ein Domizil gefunden. Er habe Deutschland, das Irrenhaus Hitlers, verlassen müssen. Man werde fragen, warum gibst du deine Wohnung auf, läßt deine Bücher zurück, verzichtest auf deine Pension? Warum tauschst du das alles ein gegen die Heimatlosigkeit auf fremden Straßen? Weil, so antwortet Lessing auf seine eigene Frage, Deutschland nicht mehr das sei, was es einst für ihn gewesen war: »Meine Liebe zu Deutschland, dem Deutschland Goethes, Schuberts, Dürers, Hölderlins, diese ursprüngliche einfache Liebe zu Deutschland, die schönen Traumeinblendungen unserer Jugend tauschte ich ein in graues Wissen, eine graue Wirklichkeit, für das Traumgold der Phantasie die harten Groschen der Erfahrung. Ich habe aus drei Gründen Deutschland verlassen: Ich bin Jude, ich bin Deutscher, ich bin Kommunist. Als Jude fühle ich mich zugehörig zur zionistischen Schicksalsgemeinschaft, die für mich bedeutet, sich auf die eigene Wesensart zu besinnen. Als Kommunist bin ich eingereiht in die große Internationale, die eine neue Weltordnung erkämpft und der ganzen Erde verkündet: Völker hört die Signale. Und auch, weil ich Deutscher bin, mußte ich Deutschland verlassen. Denn dort hat sich ein Achtzigmillionen-Volk die geschichtliche Sendung angemaßt, ein Häuflein von einigen Hunderttausend nichtarischen Menschen physisch und moralisch zu verderben, ganz gründlich, ganz methodisch. Dieses Volk ist eine Larve von Volk geworden, das sich versündigt an der Menschlichkeit.«

Lessing blickt in die Augen seiner Zuhörer. Deutsche in der Mehrzahl, Einheimische, auch Kurgäste wahrscheinlich. Was erwarteten sie von meinem Vortrag? Eine Hetzrede gegen die Juden? Eine Anklage gegen ihre Verfolgung? Sind Genossen unter den Zuhörern? Auch Nazis? Was wissen sie von mir, was von Deutschland?

»Meine Stimme reicht nicht sehr weit«, fährt Lessing fort. »Was ich hier sage, das ist nur wie Gesang eines Vogels in der Nacht, wie das Lied einer Grille inmitten der Kanonen eines Schlachtfeldes. Denn wir sind ungeschützt, und keiner fühlt sich beleidigt, wenn man uns beleidigt. Trotzdem werde ich sprechen, werde ich schreiben, nicht als wurzelloser Intellektueller, für den alles nur ein Spiel ist. Ich muß Sprachmund sein für viele, die Gewalt am Sprechen verhindert, die Brüder in Deutschland, die Genossen in Gefängnissen und Arbeitslagern.«

Schweigen, hier und da erregtes Flüstern der Zuhörer. Endlich Beifall, in den sich einzelne Schmährufe mischen. Verlegen, verunsichert die einen, höhnisch grinsend andere, verlassen die Gäste den Raum. Zwei, drei schütteln Lessing stumm die Hand.

Ein Mann tritt zu Lessing. Er ist Reporter des PRAGER TAGEBLATTS. »Herr Doktor, Sie schreiben seit zehn Jahren für unsere Zeitung. Wir würden gern Ihren Vortrag publizieren, vielleicht als Sonderdruck.«

»Das wäre sehr nützlich.«

»Ich erinnere mich, Herr Doktor, daß Sie die Geschichte der Völker einen Totentanz zuckender Strohpuppen genannt haben, so ähnlich wenigstens. Einen Ozean von Blut, Galle, Schweiß und Tränen, eine sinnlose Abfolge von zufälligen Machtwechseln ...«

»... der wir, je nach unsern Interessen, Wünschen, Hoffnungen, erst nachträglich einen Sinn geben.«

»Warum dann, wenn alles sinnlos wäre, engagieren Sie sich politisch bis zur Erschöpfung? Wäre alles zufälliges, zusammenhangloses Geschehen, wäre doch auch jeder Versuch, es zu beeinflussen, von vornherein zum Scheitern verurteilt?«

»Mit diesem Widerspruch muß ich leider leben.«

»Erlauben Sie mir eine ganz persönliche Frage. Sie wissen, daß der Hellseher Hanussen vor einigen Monaten Ihren Tod prophezeite. Nun haben Sie sicher erfahren, daß Hanussen in einem Waldstück bei Berlin erschossen aufgefunden worden ist.«

Lessing lächelt. »Zweifellos von seinen eigenen Leuten ermordet. Mafiaschicksal. Er wußte zuviel. Trotzdem: eine schauerliche Ironie der Geschichte, nicht wahr? Würdig, in den Bildersaal von Betrügern und Betrogenen aufgenommen zu werden. Er sagte meinen Tod voraus. Ich lebe. Seine eigene Ermordung sah der Hellseher nicht voraus!«

»Sie setzen Ihren geistigen Feldzug gegen Hitlerdeutschland fort. Die Nazis haben einen langen Arm, der reicht auch bis hierher. Fürchten Sie nicht, daß sich Hanussens Prophezeiung doch noch an Ihnen erfüllen könnte?«

Lessing blickt hinüber zu seiner Frau, die einsam in der letzten Stuhlreihe sitzt. Er dämpft seine Stimme: »Wenn es geschieht, möge es schnell geschehen.«

Der Redakteur nickt düster. »Hoffen wir, daß es nie geschieht.«

»Liebe Freunde«, bat Cyprian, »werdet nicht ungeduldig. Ich weiß, meine Geschichte retardiert, aber ich mußte Lessings Situation als Emigrant in Marienband, die Absicht, die ihn zu diesen Vorträgen bewog, erwähnen. Lassen wir ihn nun, nachdem sich der Reporter verabschiedet hatte, mit seiner Frau in seine Fluchtwohnung, die Villa Edelweiß, zurückkehren, das Abendessen einnehmen und dann – die Stunde ist genau belegt – gegen 21 Uhr ins obere Stockwerk gehen und sich an den Schreibtisch setzen.

Ich stelle mir vor, die Frage des Reporters nach dem Sinn und der Sinnlosigkeit seiner politischen Unternehmungen bewegt ihn mehr, als er ihm zuzugestehen bereit war.

Muß ich mich doch korrigieren, wird er sich fragen, mein System neu überdenken? Oder ist es in sich so folgerichtig, daß es mein Handeln gar nicht in Frage stellt? Ich handele und stifte damit einen Sinn. Hinwiederum: Ist die Geschichte ein sinnloser Zufall – wäre dann nicht jeder Versuch von mir, Einfluß auf sie zu nehmen, ebenfalls sinnlos? Saugte somit die objektive Sinnlosigkeit nicht wie ein Schwarzes Loch meinen subjektiv gesetzten Sinn spurlos in sich auf?

Er lehnt sich in den Schreibtischsessel zurück, schließt die Augen, sieht die Schattenbilder des Vergangenen, Gegenwärtigen, Zukünftigen vorübergleiten, die er so oft beschrieben hatte, dieses Gemetzel der Nationen und Religionen, die ganze Erde ausgebeutet von Aktionären und Bodenbesitzern, Industriellen und Bankherren, sieht die Menschheit beherrscht von blinder Technik, die einst die ganze Welt zerstören wird. Neue Kriege am Horizont, geführt mit Brisanzbomben und Pestbakterien, bald mit Atomzertrümmerung und Todesstrahlen. Selbstzerstörung der Menschheit durch den Menschen. Wir spielen mit Dämonen. Und eines Tages birst die Hölle. Und wozu all dieser Jammer, dieses Blutvergießen? Darf ein Volk alles tun, um sein Recht, seine Freiheit zu behaupten? Sicherlich darf es das. Aber was heutzutage den Völkern zugemutet wird, das hat nichts mehr zu schaffen mit Freiheit, Vaterland und Recht. Das ist die internationale Bestialität, die Erziehung des Kulturmenschen zur patriotischen Bestie. Der moderne Krieg hat nichts Heldisches mehr. Die große Masse des Volkes ist immer nur Schlachtopfer. Das Proletariat macht dabei keine Geschäfte. Das Geschäft machen jeweils die führenden Klassen. Wer aber kann dem Wahnsinn der Welt Einhalt gebieten, wenn nicht der Geopferte? Wer ein Ende machen mit dem Unfug, den man Politik nennt? Mit der Sinnlosigkeit in der Weltgeschichte, der die Sieger im nachhinein immer einen Sinn einlügen? Gäbe es einen Sinn, dann wäre es der Wahn-Sinn ...

Lessing spürt, wie sich seine Gedanken verwirren. Der einzige Sinn der Geschichte der Wahn-Sinn? Er muß diese teuflische Dialektik von Sinn und Sinnlosigkeit von aller Abstraktion befreien und an sich selbst überprüfen ...

Er sieht nicht, wie draußen an der unteren Fensterkante ein Kopf erscheint. Langsam, lautlos schiebt sich der Kopf höher, Schulter und Brust des Mannes wachsen nach, der rechte Arm, die Hand mit dem Revolver. Die Detonation, die er hört, verschmilzt mit seinem explodierenden Schädel.«

Cyprian tastete im Halbdunkel nach einem Blatt Papier. Am 31. August 1933 habe das PRAGER TAGEBLATT berichtet, gestern abend sei in Marienbad Prof. Lessing mit zwei Revolverschüssen durchs Fenster ermordet worden. Weiter hieß es im Bericht: »Professor Lessing wurde um 9 Uhr 45 in bewußtlosem Zustand in das Marienbader Spital eingeliefert. Er hat einen lebensgefährlichen Kopfschuß erlitten. Der Schuß drang in die linke Wange ein und durchbohrte den rechten Hinterschädel.« Prof. Lessing sei kurz vor 1 Uhr verstorben.

Cyprian legte die Kopie des Berichts auf den Tisch zurück. Hier nun, erklärte er, sei es wieder angebracht, den tatsächlichen Vorgang dramaturgisch etwas zu verändern, wobei er auch diesmal hoffentlich im Bereich des Wahrscheinlichen bleiben werde. Er frage sich, ob Lessing nach der Kopfverletzung sofort bewußtlos geworden sei. Cyprian erinnerte sich an einen Freund, der an Gehirntumor verstorben war. In seinen letzten Lebensstunden sei bei ihm tiefe Bewußtlosigkeit festgestellt worden. Dennoch habe er auf die Worte seiner am Krankenbett sitzenden Frau deutlich mit Händedruck und ähnlichen Zeichen des Verstehens geantwortet. Außerdem sei erwiesen, daß bei bestimmten Hirntraumen das Gedächtnis erhalten bleibe, ja ungewöhnlich lebhaft tätig werde. Dieser als Hypermnesie bekannte Zustand hebe sogar völlig vergessene Erinnerungen wieder ins Bewußtsein.

Deshalb sei es möglich, daß das traumatisierte Hirn des schwerverletzten Lessing wie eine, sagen wir wie eine Beschleunigungskammer im Miniformat Erinnerungs-Teilchen in eine Art taumelnder Raserei versetzte und so dem Sterbenden auf die Frage antwortete, die er sich im Augenblick seiner Verwundung gestellt hatte: Ist Wahn-Sinn der einzige Sinn der Geschichte? Oder muß ich diese Ansicht neu überdenken?

Cyprian ließ die Frage durch den Raum schweben, als erwarte er Einspruch gegen diese recht fragwürdige Absicht, seine Erzählung zum Ende zu bringen. Da er bei uns aber doch eine gewisse Spannung auf ihren weiteren Verlauf erzeugt hatte, beließen wir ihm das Wort.

»Ich kann nur versuchen, diese aus der Finsternis aufzuckenden Erinnerungsblitze des Sterbenden zu erahnen und sie in einen für uns verständlichen Zusammenhang zu bündeln.

Warum, so habe ich mich gefragt, haben die Nazis gleich nach ihrem Machtantritt Lessing ermorden lassen, während viele andere seinesgleichen vorerst noch von einem tödlichen Angriff verschont blieben? Eine Pressemitteilung nach seiner Ermordung deutet es an: Mit Professor Lessing ist eine der übelsten Erscheinungen der Nachkriegszeit aus dem Leben geschieden. Er gehörte zu jenem Teil der Professorenschaft, der mit einem intellektuellen Pazifismus die deutschen Hochschulen verseuchte. Nun ist auch dieser unselige Spuk weggewischt.

Hitlers Propagandabeauftragter hatte schon Jahre zuvor Lessing als Staatsfeind Nummer eins bezeichnet. 1930 hatte Goebbels in Leipzig behauptet: Der jüdische Geschichtsprofessor Lessing hat den Herrn Reichspräsidenten Hindenburg in ausländischen Blättern mit dem Massenmörder Haarmann verglichen.

Nun beginnen sich die scheinbar zufälligen und zusammenhanglosen Ereignisse bereits zu einem Netzwerk zu ordnen. Hannover, Haarmann, Hindenburg, Lessing. Die Berichte über Haarmann, aus denen ich euch anfangs vorlas, hatte Lessing geschrieben. Hatte er darin tatsächlich, wie Goebbels behauptete, Hindenburg mit Haarmann verglichen und ihn damit einen militärischen Massenmörder genannt?

Zur gleichen Zeit, als Haarmanns Hinrichtung erfolgte, wurde Hindenburg zum Reichspräsidenten gewählt. Auch darüber hatte sich Lessing im PRAGER TAGEBLATT geäußert. In seinem Porträt über Hindenburg hatte Lessing geschrieben, als Hannoveraner kenne er Hindenburg seit Jahren. Er habe, so wörtlich, das gute väterliche Antlitz des alten Hindenburg oft mit Lächeln, oft mit Ehrfurcht, immer aber mit Rührung betrachtet.

Dann allerdings folgt eine Bemerkung, in der sich scheinbar menschliches Verständnis mit schärfster Verurteilung verbindet – ein stilistisch meisterhafter Satz: Wenn man gewohnt ist, die ungeheuere Allseitigkeit und irre Buntheit des Lebens mit der Kraft wissenden Geistes zu bewältigen, dann blickt man mit der Rührung und dem Lächeln, mit dem man auf die Blume und den Vogel blickt, auch auf eine Mannesgestalt, die mit der ganzen Schönheit der Unwissenden durch Meere von Blut, durch Ströme von Galle, über Berge von Hindernissen kinderleicht hinwegschreitet, von ungeheuren Verantwortungen bedrückt, und doch im Kerne unverantwortlich, weil sie nicht einmal imstande, das Recht der anderen Seite und die Doppelnatur alles Lebendigen auch nur zu sehen. Welcher Mensch eignete sich besser zum Fetisch, zur Statue, zum Symbol?

Hindenburg, so heißt es dann weiter, der Kriegsheld Hindenburg habe mehr Menschen um der Ideale willen in den Tod geschickt als Alexander, Cäsar und Attila. Auch erinnere ich an jenen Satz aus Lessings Haarmann-Bericht, daß man sich über einen Mann, der vielleicht dreißig Menschen umgebracht habe, entsetze, aber Feldherren, die Fünfhunderttausend in den Tod gejagt haben, mit Orden ehre. Deutete Lessing damit nicht die Bluts-Bruderschaft zwischen dem Massenmörder und dem General an?

Aber schließlich, so schrieb Lessing in seinem Porträt, sei es nicht so sehr des Generals *Vergangenheit*, die ihn untauglich mache zum höchsten Amt des Reichspräsidenten. Bei einem solchen Mann müsse man um Deutschlands *Zukunft* fürchten. Dieser völlig unpolitische Mensch könnte zu einer üblen politischen Rolle mißbraucht werden, dann würde aus dem guten treuen Bernhardinerhund ein reißender Wolf. Und dann heißt es am Schluß: Nach Plato sollen die Philosophen Führer der Völker sein. Ein Philosoph würde mit Hindenburg nun eben nicht den Thronstuhl besteigen. Nur ein repräsentatives Symbol, ein Fragezeichen, ein Zero. Man kann sagen, besser ein Zero als ein Nero. Leider zeigt die Geschichte, daß hinter einem Zero immer ein künftiger Nero verborgen steht.

Welch ein wirklicher Hell-Seher!« rief Cyprian mit verständlichem Enthusiasmus. »Acht Jahre später trat hinter dem Zero, der Null, der Nero hervor, Hitler, um Deutschland und die Welt in Brand zu setzen.

Lessings Porträts über Haarmann und Hindenburg lösten einen Proteststurm der konservativen Kräfte aus. Unter Duldung der Professoren entfesselten die Studenten der Technischen Hochschule Hannover eine Pogromhetze gegen den Privatdozenten.«

Lessing, als Pazifist und Vaterlandsverräter evaluiert, verlor sein Lehramt. Bereits 1925 erkannte er, hier fand nicht nur ein lokaler hannöverscher Krieg gegen ihn statt: »Es handelt sich um ein Symbolisches. Dies war die erste Kraftprobe des kommenden Deutschlands. Jenes Deutschlands, das auf den Staatsstreich hofft, auf die neue Militarisierung und auf die Wiederkehr der GROSSEN ZEIT. Ein Deutschland hoffnungsloser Verdummung, demutlosen Dünkels.«

Cyprian ließ das Blatt sinken und die Halogenlampe wieder heller strahlen. »Die Mordgeschichte ist beendet«, sagte er, mit allerdings etwas verkrampft wirkender Heiterkeit, wahrscheinlich, um unser Schweigen aufzuheben.

Aber noch war niemand von uns bereit, sich zu Cyprians Geschichte zu äußern. So sah er sich zu einer letzten Bemerkung genötigt.

»Veranlaßt von unserm Gespräch über Sinn und Sinnlosigkeit menschlichen Schicksals habe ich von Lessing erzählt, der hartnäckig lehrte, Geschichte sei kein lineares Kontinuum in der Zeit, sondern nichts weiter als die formende Sinngebung des Sinnlosen, das heißt – ich zitiere ihn nochmals – nachträglich dem Zufall und dem Verbrechen einen Sinn zu verleihen. Ich sträube mich dagegen, das Verbrechen an Lessing als eine sinnlose und zufällige Begebenheit hinzunehmen. Deshalb gab ich in meiner Erzählung dem Sterbenden die Chance, mit der Fähigkeit überdeutlicher Erinnerung, der Hypermnesie, das Geflecht von Ursache und Wirkung zu erkennen, das zwangsläufig sein Leben und seinen Tod bestimmte. Und das an seiner Person und über seine Person hinaus das mörderische Wesen des Faschismus sinnfällig machte. Im Tod hob Lessing selbst die Philosophie seines Lebens auf.«